ÉTUDE DES NÆVI

DANS LEURS LOCALISATIONS

ET LEURS RAPPORTS AVEC LE SYSTÈME NERVEUX

NOTAMMENT AVEC LES MÉTAMÈRES

PAR

Le Dr Félix LELONG

Interne à l'Infirmerie centrale des prisons de la Seine

PARIS

G. STEINHEIL, ÉDITEUR

2, RUE CASIMIR-DELAVIGNE, 2

—

1899

ÉTUDE DES NÆVI

DANS LEURS LOCALISATIONS

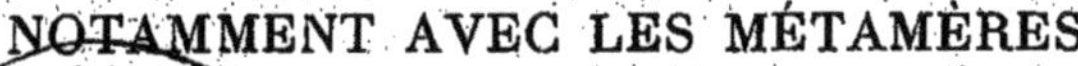

ET LEURS RAPPORTS AVEC LE SYSTÈME NERVEUX

NOTAMMENT AVEC LES MÉTAMÈRES

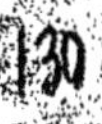

IMPRIMERIE LEMALE ET Cie, HAVRE

ÉTUDE DES NÆVI

DANS LEURS LOCALISATIONS

ET LEURS RAPPORTS AVEC LE SYSTÈME NERVEUX

NOTAMMENT AVEC LES MÉTAMÈRES

PAR

Le Dr Félix LELONG

Interne à l'Infirmerie centrale des prisons de la Seine

———

PARIS

G. STEINHEIL, ÉDITEUR

2, RUE CASIMIR-DELAVIGNE, 2

1899

A LA MÉMOIRE DE MON PÈRE

A MA MÈRE

A MON FRÈRE

A MES SŒURS

A MES AMIS

A MES MAITRES.

A M. LE DOCTEUR THIBIERGE

Médecin de l'hôpital de la Pitié

MONSIEUR LE PROFESSEUR HUTINEL

Médecin de l'hospice des Enfants-Assistés
Chevalier de la Légion d'honneur

ÉTUDE DES NÆVI

DANS LEURS LOCALISATIONS

ET LEURS RAPPORTS AVEC LE SYSTÈME NERVEUX

NOTAMMENT AVEC LES MÉTAMÈRES

INTRODUCTION

Sur le conseil de notre excellent maître, M. le Dr Thibierge, il nous a paru intéressant d'étudier les nævi dans leurs localisations et leurs rapports avec le système nerveux.

Depuis les temps les plus reculés, on s'est efforcé d'expliquer ces monstruosités ; et, les idées les plus bizarres ont été tour à tour en faveur, même parmi les médecins.

Dans cette étude, nous n'aurons qu'un seul but : approfondir la pathogénie de ces troubles cutanés. En conséquence, après un rapide aperçu sur la définition, la classification et l'anatomie pathologique des nævi, nous énumérerons en quelques mots les explications plus ou moins fantaisistes données sur ce sujet, pour arriver ainsi à parler des différents travaux sur la localisation et les rapports des malformations tégumentaires congénitales avec les territoires nerveux, notamment avec la topographie des métamères.

Nous terminerons par des schémas de nævi que nous avons empruntés à la clinique; et, nous nous efforcerons, dans la mesure de notre possible, de les expliquer par la théorie métamérique, si brillamment soutenue en France, par M. Brissaud.

Mais avant de commencer notre sujet, nous sommes heureux d'obéir à une vieille tradition, en adressant l'hommage de notre reconnaissance à nos maîtres et à nos professeurs.

Élève de l'école de Limoges, pendant nos trois premières années d'étude, c'est à MM. Prosper Lemaître, Raymondaud, Boulland, Justin Lemaître, Chénieux, que nous sommes redevable de nos premières connaissances médicales; nous leur adressons nos remerciements les plus sincères.

A la Faculté de Bordeaux, nous passâmes notre quatrième année. Que MM. Picot et Pitres, dont nous n'oublierons jamais les leçons magistrales, Moussous qui nous enseigna les premiers principes de l'art des accouchements, et Badal ceux de l'ophtalmologie, reçoivent ici l'expression de notre vive reconnaissance.

Enfin c'est à Paris que nous devions achever nos études, et terminer notre stage dans le service de M. le professeur Jaccoud, où nous pûmes apprécier et goûter l'enseignement du maître éminent, de l'observateur et du clinicien **raffiné**.

Nous suivîmes assidûment, pendant un an, le service de M. Reclus. C'est lui qui nous enseigna la plupart de nos connaissances chirurgicales. Ce maître dévoué s'efforça toujours, dans son enseignement au lit du malade, d'être à la fois théorique et pratique. Grâce à lui nous apprîmes à disdiscuter un diagnostic, et à faire les opérations chirurgicales permises à un praticien.

Nous goûtâmes alternativement les solides enseignements de MM. Berger, Pinard, Chauffard, Faisans, Babinski, Brissaud.

Pendant près de trois ans, nous assistâmes aux consultations et aux conférences de M. Thibierge. Prodigue de détails et heureux de pouvoir satisfaire notre curiosité, nous trouvâmes toujours auprès de ce maître distingué le meilleur accueil. Nous lui devons toutes nos connaissances en syphiligraphie et maladies de la peau. Qu'il reçoive donc ici nos modestes remerciements et l'assurance de notre inaltérable dévouement.

Aux Quinze-Vingts, avec MM. Trousseau, Chevallereau et Kalt, nous terminâmes nos études d'ophtalmologie ; nous ne saurions oublier les services qu'ils nous ont rendus.

Il est pour nous un devoir bien doux de rappeler la mémoire du Professeur Straus, au laboratoire duquel nous fûmes attaché pendant un an et demi. Joignant la science à la simplicité, ce maître éminent nous fut enlevé au moment où nous aurions le mieux goûté et profité de ses conseils.

Enfin nous avons pu, en qualité d'interne à l'Infirmerie centrale des prisons de la Seine, mettre en pratique les leçons reçues. Là, dans un service contenant de nombreux malades aussi intéressants au point de vue clinique qu'au point de vue social, nous complétâmes toutes nos connaissances médicales, par une expérience journalière et prolongée. Notre maître, M. le Dr Barrault, dont les conseils ne nous firent jamais défaut, nous mit en garde contre toutes les difficultés qui assaillent le praticien.

Nous garderons également un précieux souvenir de MM. les médecins-adjoints Alexandre, Fissiaux et Joly, qui furent pour nous de véritables camarades.

M. le Professeur Hutinel nous a fait un très grand honneur en acceptant la présidence de cette thèse ; nous le prions de croire à notre profonde gratitude.

CHAPITRE PREMIER

Division et anatomie pathologique.

Définition. — On désigne sous le nom de nævus, toutes les altérations congénitales circonscrites de la structure ou de la couleur de la peau, quelles que soient leur forme, leur nature et leur étendue.

Presque tous les sujets sont porteurs d'un ou de plusieurs nævi. Chez certains, ils acquièrent, par leurs dimensions, par leur siège sur des régions découvertes, ou par leur nombre, une importance telle qu'ils deviennent une infirmité.

Les nævi, quoique toujours d'origine congénitale, ne sont pas fatalement stationnaires. Ils se développent avec le corps, peuvent même continuer à augmenter d'étendue après la fin de la croissance, et subir diverses transformations et dégénérescences.

Avec le Dr Thibierge nous diviserons les nævi en :

    Nævi vasculaires ;

    Nævi pigmentaires ;

    Nævi verruqueux et papillomateux ;

    Nævi molluscoïdes ;

    Nævi ou tumeurs rares d'origine congénitale.

§ 1. — Nævi vasculaires.

Les nævi vasculaires, appelés aussi taches de vin, envies, taches de feu, nævus télangiectasique, angiome, ont des dimensions très variées, et peuvent se rencontrer sur toutes les régions du corps. Par leur forme, leur coloration, leur saillie et l'état de la peau, ils présentent de nombreuses variétés. Tantôt, de coloration rouge plus ou moins foncée ou bleuâtre, ils font une saillie au niveau de laquelle la peau peut être soit lisse, soit irrégulière, presque papillomateuse. Tantôt, ils forment une simple tache rouge ou rosée, non saillante, mal limitée sur ses bords, disparaissant par la pression.

Les nævi vasculaires peuvent être artériels ou veineux.

A l'examen miscroscopique, on constate que les nævi artériels sont formés par des artérioles dilatées et plus nombreuses qu'à l'état normal, avec une augmentation de calibre et d'épaisseur des parois propres. Dans ces mêmes parois, on trouve des granulations graisseuses, la tunique externe est épaissie et adhère au tissu cellulaire environnant. Il est rare de ne point y rencontrer des fibres, du tissu cellulaire, formant par leur réunion des cloisons entre les vaisseaux, enfin des fibres élastiques et des éléments fibro-plastiques. Notons encore des éléments adipeux et parfois des fibres musculaires provenant des organes envahis.

Quant aux nævi veineux, il sont composés de veinules faisant suite aux capillaires proprement dits. Les tuniques veineuses sont hypertrophiées, surtout celles à fibres circulaires de la membrane élastique fibreuse et musculaire, et l'adventice, formée de fibres de tissu cellulaire, ou tunique celluleuse élastique. La tunique formée de fibres longitudinales, et donnant lieu en grande partie aux valvules, s'hypertrophie bien moins. Enfin, ces veinules peuvent être dilatées, flexueuses, bosselées avec des cæcums latéraux ; le réseau normal anastomotique s'est également dilaté, mais les anastomoses sont conservées.

§ 2. — Nævi pigmentaires.

Les nævi pigmentaires, connus dans l'antiquité sous le nom de spili, s'observent sur les diverses parties de la surface tégumentaire. Très variables dans leurs dimensions, tantôt ils sont à peine visibles, tantôt atteignent de très grandes proportions. Non moins variés dans le rapport de leur coloration, qui offre dans les divers cas toutes les nuances comprises entre le jaune, le brun et même le noir le plus foncé, les nævi pigmentaires sont à peine sujets à quelques variations secondaires de teinte, si ce n'est dans quelques cas relativement peu nombreux. Ils affectent toutes espèces de formes, et leur aspect, d'ailleurs très différent, dépend surtout du degré de la saillie qu'ils forment à la surface de la peau où les uns, à peine proéminents et de forme exactement arrondie, mesurent en surface une étendue qui ne dépasse guère les dimensions d'une lentille ou d'une pièce de monnaie ; tandis que les autres, sessiles ou pédiculés, lisses ou mamelonnés, sont plus ou moins comparables à des figures d'animaux, ou même à divers petits fruits. Leur surface peut être glabre ou couverte de poils.

D'après Laboulbène, les nævi plans se composent uniquement d'une couche de fines granulations, de couleur brune ou noirâtre, très abondantes, et située immédiatement au-dessous de l'épiderme et au-dessus du derme. Ces granulations atteignent 0,001 à 0,003 de millimètre de diamètre. Parfois, elles sont groupées sous forme de petites masses arrondies, mais jamais on n'y rencontre nettement des cellules à parois incolores, comme dans la choroïde, ou bien la forme de grains groupés en étoiles qu'on observe dans la peau des grenouilles ou de certains poissons. Ces granulations pigmentaires, toujours agitées d'un mouvement brownien, sont mélangées de matière amorphe et de jeunes cellules épithéliales, arrondies, pourvues d'un noyau.

Quant aux nævi pigmentaires avec saillie, ils sont composés de fibres de tissu cellulaire entremêlées, réunies par de la matière amorphe. Ces fibres ont pour l'ordinaire 1 μ de largeur. On y trouve parfois les granulations pigmentaires déjà signalées.

§ 3. — Nævi verruqueux.

Les nævi verruqueux ou nævi papillomateux peuvent ne présenter aucun changement appréciable dans la coloration du tégument. D'autres fois, au contraire, ils ont une coloration jaunâtre ou même grisâtre, atteignant jusqu'au noir, coloration due surtout aux poussières qui s'incrustent à leur niveau.

Ayant une surface irrégulière, verruqueuse, ils sont recouverts parfois de saillies papillaires, allongées et minces, de là le nom de nævi papillomateux que leur donnent certains auteurs.

Les saillies du nævus verruqueux sont produites par l'hypertrophie du corps papillaire et du chorion. On trouve du pigment dans la couche muqueuse, pigment composé de granulations et de cristaux (Rokitansky, Wedl). Le pigment peut s'accumuler dans les vaisseaux et se retrouver en même temps dans les organes internes.

Cornil et Ranvier considèrent ces nævi verruqueux comme de simples papillomes cornés très vasculaires. Entre le nævus verruqueux et le nævus papillomateux, il y a fort peu de différence. Le papillome, en effet, est une masse de tissu cellulaire simple ou ramifié d'une façon dendritique, dont le tronc et les branches sont traversés, selon leur axe, par un vaisseau capillaire dilaté, simple ou ramifié comme les lobules de la tumeur, et dont la surface est recouverte par un réseau épithélial proliférant. Lorsque cette production est le siège d'une végétation active, l'épiderme qui la recouvre devient sec et s'élimine par fragments. On a alors le nævus papillomateux corné.

§ 4. — Nævi molluscoïdes.

Les nævi molluscoïdes, sorte de fibromes, ont été étudiés surtout par Verneuil, Virchow et Michel. Constitués par des saillies de volume variable, au niveau desquelles la peau a conservé généralement sa coloration normale, ils arrivent quelquefois à former, avec les progrès de l'âge, des tumeurs

plus ou moins volumineuses. Ces tumeurs, sessiles ou pédi-
culées, sont en nombre considérable chez certains sujets, et
peuvent coïncider avec d'autres nævi pigmentaires.

L'histologie nous apprend qu'ils sont constitués par une
trame fibreuse blanchâtre, dont la surface de section rappelle celle de la glande mammaire. On y trouve de petites
loges dont les aréoles sont distendues par un liquide jaunâtre et albumineux ; il s'agit d'un œdème qui a séparé les
trabécules fibreuses, et formé des mailles, au milieu des
quelles on signale quelques cellules plasmatiques et des
éléments globo-cellulaires.

§ 5. — Nævi ou tumeurs rares d'origine congénitale.

Il nous reste encore à citer, comme pouvant rentrer dans
la catégorie des nævi, des tumeurs qui ont pour départ des
glandes sébacées et sudoripares. Ce sont les nævi adénomateux sébacés, les nævi adénomateux sudoripares, les hydra-
dénomes, les lymphangiomes, en un mot toutes les néopla-
sies cutanées bénignes d'origine embryonnaire. On peut
considérer également comme nævi, certaines formes d'hy-
perkératose des extrémités (kératodermies symétriques)
étudiées récemment par Hallopeau.

Toutes ces formes de nævi étant extrêmement rares,
et ne présentant guère d'intérêt pour le sujet que nous
avons l'intention de traiter, nous ne ferons que les mentionner.

CHAPITRE II

Pathogénie.

§ 1. — Historique.

Les difformités extérieures ont, de tout temps, préoccupé vivement le public et même les médecins. Nous allons passer en revue successivement toutes les opinions admises en nous contentant de les énumérer.

Toutes sortes d'idées, plus ou moins fantaisistes, ont eu cours parmi les médecins anciens les plus illustres. Les plus grands hommes de l'Antiquité, de la Renaissance, voire même ceux qui ont vécu au commencement de ce siècle, ont partagé les mêmes erreurs sur la production des difformités cutanées. Il faut arriver à Rayer, en 1835, pour voir signaler la disposition linéaire de certains nævi verruqueux, il est vrai, sans en tirer de conclusions.

Aujourd'hui, toutes ces explications, où l'imagination règne en souveraine maîtresse, tous ces raisonnements *à priori*, qui faisaient les délices d'un public toujours trop porté au mystérieux, ont fait place à des méthodes plus scientifiques, basées sur des observations patientes et composées avec le secours de l'analyse microscopique.

Nous pouvons diviser les auteurs qui ont écrit sur les difformités fœtales en deux grandes classes : Ceux qui

croient que l'imagination a une influence sur la conforma-
tion du fœtus, et ceux qui rejettent cette influence pour
l'attribuer à une maladie fœtale.

La première catégorie d'auteurs, dont le nombre est
considérable, est loin de rassembler des avis unanimes.
Tous font bien entrer en jeu l'imagination, mais les uns
ne donnent à l'imagination que le pouvoir de reproduire
les choses qui se mangent et se boivent ; les autres n'admettent la puissance de l'imagination que pour les envies non
satisfaites. Un grand nombre n'attribuent cette influence
qu'aux objets de répulsion, de terreur, tels que la vue de
souris, de chenilles, de vipères, de crocodiles, etc... ; enfin
on en trouve qui ne mettent aucun frein au pouvoir de
l'imagination .

Dans un autre ordre d'idées, nous trouvons encore de
la divergence. Quelques auteurs soutiennent, en effet, que
l'imagination ne peut agir qu'au moment du coït fécon-
dant ; d'autres accordent généreusement quelques jours
après la conception ; enfin, on en voit qui vont jusqu'aux
quatrième et cinquième mois et même jusqu'à la veille de
l'accouchement.

Il y a, comme on peut le voir, controverse au sujet de
l'époque à laquelle l'imagination peut agir ; mais, tout
devient confusion au moment où les auteurs veulent
expliquer comment cette influence de l'imagination peut
se transmettre au fœtus.

Les uns admettent les esprits vitaux, les autres, une
sorte d'humeur de la transpiration ; quelques-uns, le pas-
sage intégral et matériel des idées de la mère à son enfant.
On en voit qui bâtissent des théories sur les nerfs qui

doivent exister entre la mère et fœtus contenu dans son sein.

Quant à la deuxième catégorie d'auteurs, ceux qui nient la puissance de l'imagination, ils sont tous, à peu de chose près, unanimes à admettre une maladie fœtale ; ils ont tous une tendance à faire dépendre ces monstruosités, ces difformités, ces envies, de maladies dont le fœtus aurait été atteint depuis sa formation jusqu'à son expulsion de la matrice.

Hippocrate attribue la mutilation des enfants à des chocs, à des percussions, à des chutes, ou à toute autre violence endurée par la mère ; et alors, l'enfant est mutilé à la partie qui a éprouvé le choc, meurt même si le choc a causé la rupture des membranes.

Platon, pour quelques auteurs, aurait reconnu le pouvoir de l'imagination de la mère sur son enfant. Dans son *De Legibus*, il dit, en effet : « L'époux et l'épouse doivent avant tout, penser comme ils donneront de très beaux enfants à la République. C'est pourquoi, l'époux et l'épouse doivent être sur leur garde pour appliquer tout leur esprit à la procréation des enfants, surtout lorsqu'il ne leur sera pas encore né d'enfants, et ils doivent sérieusement s'en préoccuper. »

Aristote semble attribuer un plus grand rôle à l'hérédité : « Souvent les enfants ont à leur naissance des verrues, des envies ou des cicatrices que leurs père et mère possédaient. » (ARISTOTE : *De historiâ animali.*)

Pline fut le premier qui affirma d'une façon catégorique la puissance de l'imagination : « Les ressemblances du fœtus, dit-il, tiennent, sans doute, à l'imagination sur laquelle on pense que beaucoup des circonstances fortuites exercent de l'influence ; la vue, l'ouïe, le souvenir et les images qui frappent au moment de la conception. » (C. PLINE, *Secundi historiæ mundi.*)

Après lui, Soranus, Galien, Saint-Gérôme, et surtout Avicenne sont des partisans convaincus de l'imagination.

Fernel, médecin du roi Henri II, s'exprime ainsi : « Je tiens pour certain, dit-il, qu'il n'y a que la pensée qui dessine les figures et qui les modifie. »

Christophorus à Vega, Terelius de Lucques, Montaigne reconnaissent toujours l'influence de l'imagination.

Ambroise Paré, quoique n'étant pas un fanatique, n'admet pas moins que l'imagination de la mère peut imprimer des figures bizarres sur le fœtus, à l'instant de la conception seulement. Quant aux taches et aux rougeurs, il aurait une tendance à les attribuer à la conception, ayant lieu à un moment où la femme avait ses règles ; il attribue également ces difformités à l'étroitesse de la matrice, à l'abondance, au défaut ou à la corruption de la matrice.

Descartes, dans sa dioptrique, prétend « qu'il ne serait pas difficile de démontrer de quelle manière la figure d'un objet donné est parfois transmise par les artères d'une femme, jusqu'à un membre quelconque du fœtus qu'elle porte dans son sein, et y imprime les taches connues sous le nom d'envies qui font l'admiration des savants ».

Andry, Riolan, attribuent à la vue un grand rôle dans les malformations.

André du Laurens, contrairement à Ambroise Paré, pense que l'imagination intervient non seulement au moment de la conception, mais même jusqu'à la formation de l'embryon.

Courtin refuse à l'imagination toute puissance quelconque sur la modification physique de l'enfant ; cependant il admet son influence pour la production des taches qu'il peut présenter.

Le Chevalier d'Igby, Lazare Rivière, Albrecht, Mallebranche, Pierquin, Van Swieten, Lavater, et enfin Bablot qui pousse le fanatisme de l'imagination à ses limites extrêmes, ne font que répéter leurs devanciers.

Avec le XIXe siècle, nous voyons une réaction s'établir, bien que certains auteurs, comme Cazenave, Schedel, Guibout, Bouchut, Féré en France ; Stedman, Leggatt, Taylor à l'étranger, croient encore à la vertu de l'imagination maternelle.

C'est ainsi que Portal, dans ses considérations sur la nature et le traitement des maladies de famille, et des maladies héréditaires, s'exprime au sujet des altérations de la structure de la peau : « les difformités qui sont journellement attribuées, sans aucune raison, à des envies de la mère pendant la grossesse, ne sont-elles pas des effets de grossesses pénibles, laborieuses, et d'autres fâcheuses dispositions de la mère ».

Jacquin, Girard, Murat, Alibert, Demangeon, Geoffroy-Saint-Hilaire s'expriment de la même manière.

Nauche va plus loin, et explique ces anomalies du fœtus par des causes maternelles : « Il survient, dit-il, des inflammations à la peau qui donnent lieu à la plupart des signes et des marques plus ou moins variées que les enfants apportent sur les téguments en naissant. » (Voir thèse de Hugues.)

Enfin Rayer, en 1835, signale la disposition linéaire de certains nævi verruqueux. Arndt, en 1839, cite des observations analogues à celles rapportées par Rayer. Mais ces deux auteurs ne tirent aucune conclusion. C'est à Bœrensprung que revient l'honneur d'avoir émis l'idée qu'un certain nombre de nævi ont une origine nerveuse. En 1863, il publie quatre observations de nævi exactement limités à un territoire nerveux, et, en conclut à une altération intra-utérine des ganglions.

Avec ce dernier auteur, nous quittons définitivement le domaine des hypothèses fantaisistes pour édifier des théories plus matérielles, mais aussi plus scientifiques, reposant sur des faits cliniques, sur l'anatomie humaine et l'anatomie comparée ; nous voulons parler des différentes théories nerveuses, que nous allons maintenant étudier.

§ 2. — Théories nerveuses des nævi.

Si, d'après l'historique et l'exposé des théories précédentes, on voit que la lésion essentielle des nævi a mis longtemps à être connue dans sa nature, nous allons encore trouver bien des hypothèses pour l'expliquer dans son siège.

Notons simplement, afin de ne pas avoir à y revenir, que la disposition des nævi ne correspond nullement avec celle des fentes branchiales. Faut-il admettre, avec Manchot, qu'il existe une relation entre ces lésions observées

et la répartition normale du système vasculaire cutané ;
avec Heller, une connexion avec la direction des vaisseaux lymphatiques ? Nous répondrons qu'aucune observation ne confirme les dires de ces auteurs.

Après Bœrensprung, la littérature médicale s'enrichit
d'un nombre considérable d'observations nous montrant
que les types les plus divers de nævi peuvent se développer sur des territoires nerveux connus, mais aussi défier
toute localisation anatomique par leur disposition et leur
direction.

Simon, Gerhardt, Hebra, Campana en 1876, Hutchinson,
Neumann en 1878, Hardavay, Cottle, Curtis, Mackensie,
Gailliard en 1880, Barthélémy en 1882, Brocq et Rivet
en 1883, Butruille en 1887, Pott en 1888, Wherry, Koren
en 1889, Hallopeau, Darier en 1890, publient, sous différents
noms, des observations de nævi nerveux. En 1894, Etienne
nous conte l'observation d'un nævus pigmentaire verruqueux développé sur les territoires des branches du plexus
cervical superficiel. En 1896, c'est notre maître Thibierge
qui nous décrit un cas curieux de nævus acnéique à comédons sans localisation nerveuse.

Pour la première fois, en 1896, Werner et Jadassohn
nous parlent de nævi systématisés ; en 1897, Hallopeau
et Weil de nævi systématisés métamériques. Enfin
Etienne, dans *l'Iconographie de la Salpêtrière*, fait un
travail sur les nævi, dans leurs rapports avec les territoires nerveux, ayant neuf observations à l'appui,
à l'aide desquelles il essaye d'en tirer la pathogénie et
l'étiologie.

Nous avons dit plus haut, que Bœrensprung, et avec lui

Gerhardt, Simon, Hutchinson, vit dans le nævus une altération intra-utérine des ganglions spinaux du fœtus.

Étudions maintenant cette théorie, et voyons si elle nous donnera une explication suffisante.

1º **Théorie ganglionnaire.** — Dans cette théorie on admet que la lésion essentielle siège dans les ganglions spinaux, et qu'elle se transmet à la peau par l'intermédiaire des nerfs cutanés qui aboutissent aux ganglions. Bœrensprung, qui avait eu l'occasion de faire l'autopsie de deux individus ayant présenté un zona pendant leur vie, trouve et décrit des lésions des nerfs, et surtout des ganglions. Comparant la localisation du zona avec celle de certains nævi, il était naturellement amené à conclure à une origine identique. Il s'appuie, en outre, sur les trois raisons suivantes :

1º L'affection est constamment unilatérale et exactement limitée à la ligne médiane ;

2º Les lignes des troubles cutanés répondent à l'épanouissement périphérique de un à plusieurs nerfs spinaux ;

3º L'altération cutanée consiste en une hypertrophie des éléments dans lesquels se terminent les nerfs périphériques, c'est-à-dire les papilles cutanées ; on ne voit pas prendre part à la lésion les glandes, les poils et les cheveux.

Rien n'est plus facile à réfuter que les trois raisons données par l'auteur, qui pèchent manifestement par un absolutisme exagéré.

1º L'unilatéralité n'est pas absolue ; les lésions peuvent exister des deux côtés du corps, ou bien déborder légèrement la ligne médiane, comme dans les observations de

Galewski, Schlossmann, Jadassohn, Krœner, Muller, Gerhardt, Etienne et les nôtres ;

2° Les nerfs spinaux seuls, dit-il, peuvent être intéressés ; mais alors, que dire de certaines lésions siégeant sur le trajet de certains nerfs crâniens, le trijumeau par exemple, témoin les deux observations d'Etienne ? Du reste, nous trouverons encore un autre argument pour réfuter Bœrensprung, lorsque nous traiterons de la métamérie spinale et des causes des nævi.

3° La troisième raison est fausse, puisque tous les éléments de la peau peuvent intervenir dans la production des nævi.

A la théorie de Bœrensprung, Alexander objecte encore que l'altération du centre trophique ganglionnaire ou autre ne peut être une atrophie de ce centre, car elle entraînerait une atrophie des territoires cutanés, et non une lésion hypertrophique. Cette objection n'a pas de valeur, car Recklinghausen accepte que l'abolition de l'influx nerveux sur la nutrition de la peau, peut déterminer des troubles trophiques neuro-paralytiques aboutissant à l'hypertrophie des papilles. Enfin, la lésion originelle, dans les cas rentrant dans la théorie de Bœrensprung, peut être toute autre chose qu'une altération des centres trophiques.

Galewsky, et Schlossmann font une objection de plus de valeur. Les territoires cutanés, disent ces auteurs, étant innervés par toutes les ramifications d'une branche nerveuse, toute altération de l'action nerveuse devrait aboutir à une lésion diffuse occupant tout le territoire de cette branche, et non pas, comme dans certains cas, à des lésions développées suivant la projection sur la peau de cette branche.

Nous verrons plus tard l'importance de cette objection.

Malgré les objections soulevées, bon nombre de faits restent en faveur de la théorie de Bœrensprung. Il est vrai que jusqu'à ce jour, aucune altération nerveuse n'a encore été constatée dans les divers examens histologiques pratiqués dans ce but. Le problème nous semblerait loin d'être résolu, si l'on se bornait à une étude anatomo-pathologique soit des trajets nerveux, soit des cellules des ganglions ou de la moelle, tenant sous leur dépendance une altération de la peau d'ordre congénital. Ces anomalies, en effet, étant congénitales, rien ne nous prouve que telles ou telles cellules médullaires, impressionnées par un processus pathologique quelconque, ne subissent à un moment donné une évolution ou une direction différente, dans son développement, de celle qui lui était assignée : de là, les troubles cutanés que nous observons. Mais la cellule n'en continue pas moins à se développer ; la fonction seule est changée, il y a perversion dans la fonction, sans qu'il soit possible de trouver aucune altération avec l'aide du microscope. Heureusement, nous trouvons dans la clinique une affection qui présente avec les nævi de grands rapports dans ses modalités cliniques topographiques et permettra peut-être à l'anatomo-pathologiste de résoudre le problème ; nous voulons parler du zona.

Là, en effet, nous avons une affection qui frappe un individu dont les cellules sont adultes. Tous les troubles trophiques de la peau, caractérisés par une éruption d'herpès, ne sont qu'une répercussion de troubles ou des troncs nerveux, ou des ganglions, ou de la moelle que l'histologie doit nous révéler.

Voyons ce que nous disent les auteurs qui font du zona une affection trophonévrotique d'origine ganglionnaire.

C'est encore à Bœrensprung qu'il faut remonter. Dans l'un des cas qu'il nous cite, il s'agit d'un enfant qui présenta, quarante jours avant sa mort, un zona intercostal. A l'autopsie, les sixième, septième, huitième nerfs intercostaux, correspondant à l'éruption, étaient injectés et épaissis. Le microscope révéla l'existence d'un travail inflammatoire très intense dans le névrilème et dans la trame du ganglion, dont les cellules présentaient la dégénérescence graisseuse. Ni les racines postérieures, ni la moelle, ne furent examinées dans cette observation.

Charcot et Cotard publient, en 1865, un cas de zona de la région cervicale, se développant chez un individu porteur d'un cancer de la colonne vertébrale. On trouva la moelle cervicale et les racines des nerfs rachidiens saines, tandis que les ganglions spinaux et les troncs nerveux étaient tuméfiés, gonflés et vivement colorés en rouge. En outre, le microscope révéla, aussi bien dans les ganglions que dans les nerfs, une multiplication très accentuée des cellules.

Wagner rapporte l'autopsie d'un zona siégeant sur le territoire des neuvième et dixième nerfs intercostaux, chez un jeune homme atteint de carie des six dernières vertèbres dorsales et des deux premières lombaires. Les méninges étaient recouvertes d'un pus caséeux, qui se prolongeait sur les gaines des nerfs et des ganglions spinaux. Les neuvième, dixième, onzième ganglions dorsaux gauches présentaient seuls une altération au microscope. On y reconnaissait tous les caractères de la prolifération conjonctive anormale poussée à un haut degré.

Hailgh rencontre de la névrite dans un cas de zona spontané.

Danielssen constata de la tuméfaction et de la rougeur du sixième nerf intercostal gauche chez un individu mort d'une pneumonie, ayant présenté un zona gauche deux mois avant sa mort.

Weidner trouva, chez une femme morte de pneumonie du sommet et ayant présenté un zona de l'épaule, les racines postérieures des nerfs correspondants épaissies et infiltrées.

Ce même Weidner nous donne encore un autre exemple chez un vieillard ayant présenté un zona ophtalmique, dont l'autopsie révéla une altération du ganglion de Gasser et du trijumeau.

Hybord rapporte un cas analogue à ce dernier.

Kaposi relate l'observation d'un homme qui présenta une éruption zostériforme sur la lèvre inférieure, le menton et le bas-ventre. On trouva les ganglions intervertébraux droits de la dixième dorsale et de la deuxième lombaire épaissis et très adhérents. Les cellules étaient altérées et renfermaient de nombreuses granulations pigmentaires.

Toutes ces observations nous présentent un intérêt assez minime, pas une n'est achevée ; on s'attache seulement à l'examen des ganglions pour le besoin de la cause, mais les nerfs ou la moelle sont négligés tour à tour.

Une observation plus complète, quoique insuffisante, puisque l'examen de la moelle fut négligé également, est celle de Chandelux, en 1879. Ce dernier eut l'occasion de faire l'autopsie d'une femme morte de tuberculose qui présentait, depuis plusieurs mois, un zona siégeant au niveau des deuxième et troisième espaces intercostaux gauches. On constata, à l'œil nu, que les deuxième et troisième ganglions gauches étaient d'un volume double du volume des ganglions suivants. L'examen histologique y révéla par endroit des zonas où ils étaient complètement transformés; à la place des cellules ganglionnaires et des tubes nerveux, un tissu conjonctif dense et fasciculé; enfin de nombreuses granulations pigmentaires situées dans l'intervalle des faisceaux conjonctifs. Quant aux nerfs intercostaux, peu ou pas de lésions.

De cet examen anatomique, l'auteur en conclut que les ganglions spinaux paraissent seuls uniquement intéressés, et que peut-être les cellules détruites étaient les centres trophiques chargés de régir et de régler la nutrition.

Enfin MM. Pitres et Vaillard publièrent, en 1883, l'observation d'un zona, avec autopsie, chez une femme morte de pleuro-pneumonie, présentant deux éruptions de zona de siège et d'âge différents, sur l'évolution desquelles les auteurs ne possédaient aucun renseignement. L'une siégeait dans le sixième espace intercostal droit, l'autre dans le onzième espace également du côté droit.

A l'œil nu, l'examen des nerfs ne montre aucune différence entre eux. Mais, au microscope, les sixième et onzième nerfs seuls sont malades. Le sixième nerf présente des lésions de sclérose diffuse. De la gaine lamellaire se détachent des travées conjonctives épaisses qui traversent le nerf en tous sens et circonscrivent des faisceaux altérés; de ces travées partent des cloisons secondaires infiltrées de petits noyaux et entourant les débris des tubes nerveux. Ces derniers ne possèdent plus de cylindre-axe ; les uns sont réduits à la gaine de Schwann dont la cavité paraît vide ; les autres, parfois dilatés, renferment un petit amas de myéline jaunâtre et amorphe. Le sixième ganglion spinal présente une diminution notable des tubes nerveux, presque toutes les fibres sont altérées ; leur myéline, au lieu d'être homogène, est fragmentée en gouttelettes ou en granulations. Les racines correspondant au sixième ganglion sont saines.

Quant au onzième nerf intercostal, les lésions sont identiques au sixième. Ce qu'il y a d'extraordinaire, c'est que le onzième ganglion dorsal droit et les racines correspondantes sont absolument saines.

La moelle examinée à diverses hauteurs, surtout au niveau des points correspondant aux sixième et onzième nerfs intercostaux, ne présenta aucune altération appréciable.

Que conclure de ces différentes observations concernant l'anatomie pathologique du zona ? Nous trouvons d'une part, que ces examens ont été pratiqués à un moment donné où la technique de l'examen des nerfs et de la moelle était loin d'être parfaite ; d'autre part, toutes ces observations, sauf la dernière, sont incomplètes. Même dans le cas de MM. Pitres et Vaillard, il ne semble pas que l'examen de la moelle ait été fait de telle façon que de petites lésions n'aient pu passer inaperçues ; en outre, aucune de ces autopsies n'a porté sur un zona primitif. N'avions-nous pas affaire, en effet, à des éruptions zostériformes ?

Nous sommes donc amené à conclure, d'après ce résumé, que dans certains cas, on est en droit d'attribuer à des compressions des éruptions qui ressemblent au zona, mais que la lésion d'un ou plusieurs ganglions spinaux n'est nullement la cause essentielle du zona. Pitres et Vaillard trouvent, en effet, qu'on est si peu en droit de le faire, qu'ils se basent sur leur observation pour émettre une autre théorie pathogénique, attribuant le zona à une névrite périphérique.

2^0 **Théorie de la Névrite périphérique**. — Émise pour la première fois et nettement formulée par MM. Pitres et Vaillard, nous allons suivre ces auteurs dans leurs différentes réflexions.

Tout d'abord, disent-ils, dans toutes les observations, l'altération des nerfs est aussi fréquente que celle des ganglions. Dans la leur, en particulier il existe bien une lésion concomitante pour le sixième ganglion, le sixième nerf intercostal et la racine postérieure correspondant à l'éruption ancienne. Mais, dans l'éruption récente, qui correspond au onzième espace intercostal, le nerf seul est altéré sans participation du ganglion et des racines. Ils en concluent, naturellement, que l'altération constante est la névrite périphérique, qui seule peut parfaitement déterminer le trouble trophique cutané. Les altérations des ganglions, observées au niveau de l'éruption ancienne, ne seraient que secondaires et consécutives à l'inflammation du nerf périphérique.

En faveur de cette opinion, on pourrait citer un certain nombre de faits. Tout d'abord, les cas de zona traumatique. Telles sont les observations de Charcot en 1851, de Brown-Séquard, de Bouchard, de Verneuil, de Bertrand et de Maupetit, relatées dans leur thèse, de Riesel (éruption de zona survenue à la suite de l'amputation d'un sein), etc., etc.

Babinski ne rejette pas l'hypothèse d'un zona sur le trajet d'un nerf altéré.

N'est-ce pas encore dans le cadre des névrites périphériques, qu'il faut placer ces éruptions d'herpès localisées sur le trajet du sciatique, du cubital, du trijumeau, rapportées par Leudet et survenues à la suite d'asphyxie « par la vapeur de charbon » ?

En résumé, il est donc probable qu'un certain nombre d'éruptions zostériformes sont la manifestation cutanée d'une névrite périphérique, résultant d'un traumatisme, d'une compression ou d'une intoxication. Mais ces faits d'ordre particulier ne sauraient conduire à une théorie générale, car ils sont trop peu nombreux, et jusqu'ici il n'y a eu en somme qu'un seul examen anatomique probant.

Si nous appliquons maintenant aux nævi, les deux théories développées plus haut pour justifier la topographie du zona, nous trouvons : de même que la théorie ganglionnaire et de la névrite périphérique étaient insuffisantes à expliquer cette topographie, de même elles sont encore insuffisantes à expliquer la localisation de certains nævi.

La théorie de la névrite périphérique intra-utérine, dirons-nous, peut rendre compte de ces nævi siégeant sur un tronc nerveux, notamment sur les ramifications nerveuses à leur sortie des plexus.

La théorie ganglionnaire est aussi suffisante à nous expliquer ces nævi localisés sur le territoire d'un tronc nerveux dès sa sortie du ganglion. Que ce soient les ganglions, que ce soient les racines postérieures ou le nerf à sa sortie du ganglion qui subissent une irritation quelconque, le résultat est le même : nous avons un nævus à distribution radiculaire, un nævus à métamérisation secondaire ou « radiculaire ».

Ces deux hypothèses perdent néanmoins chaque jour du terrain ; les neurologistes ayant, en effet, une tendance à rattacher à une lésion spinale divers processus névritiques attribués à des altérations exclusivement périphériques. Nous aurons à y revenir quand nous traiterons de la métamérie spinale.

Mais il existe des nævi plus complexes, difficiles ou plutôt impossibles à expliquer par ces hypothèses ; ce sont notamment :

1º Les nævi dans lesquels les territoires de plusieurs nerfs sont intéressés d'un seul côté, comme dans les observations de Muller, Petersen, de Spietchska, d'Hallopeau, d'Etienne et les nôtres ;

2º Les nævi constitués par des placards médians formés de deux portions symétriques ;

3º Enfin les nævi croisant plus ou moins obliquement plusieurs territoires nerveux.

Si les deux premiers cas peuvent, à la rigueur, s'expliquer par une névrite qui intéresserait systématiquement une série unilatérale ou une série systématique de nerfs, ou mieux encore, par une irritation des cellules ganglionnaires postérieures intéressant simultanément une série de ganglions superposés ou symétriques, que penser des nævi croisant obliquement plusieurs territoires nerveux ?

Il y a là quelque chose de tellement invraisemblable, qu'on se demande si une lésion spinale unique, limitée à l'étage de la moelle qui régit cette fraction de la chaîne ganglionnaire, n'expliquerait pas beaucoup mieux les choses. N'existe-t-il pas, du reste, des myélites très circonscrites produisant des zonas rigoureusement identiques à celui qui semble résulter le plus logiquement d'une irritation ganglionnaire ? S'il en est ainsi, c'est que les centres spinaux, où aboutissent les nerfs de la sensibilité, sont répartis sur la hauteur de l'axe, suivant un ordre spécial et relativement indépendant de la superposition des nerfs périphériques. C'est ce que pense M. Brissaud ; et, dans sa théorie de la métamérie spinale, si brillamment développée pour rattacher la pathogénie du zona à une altération spinale, nous trouverons une explication logique et très compréhensible de ces nævi à localisations complexes que les deux autres hypothèses étaient impuissantes à nous donner.

3° **Théorie de la métamérie spinale.** — Dès 1850, Remak avait aperçu, dans la moelle embryonnaire, les renflements superposés qui sont actuellement regardés comme les métamères du système nerveux central ; il avait même signalé leurs rapports avec les fibres radiculaires.

Dohrn, en 1855, montra la valeur segmentaire de ces renflements, en faisant voir leurs relations respectives avec les somités mésoblastiques.

Mais c'est seulement en 1890 que la métamérie des centres fut affirmée nettement par Houssay. « La métamérie du système nerveux central, dit Houssay, n'était pas naguère encore considérée comme directement prouvée, mais comme accusée seulement par la métamérie des paires de nerfs qui en partent. Or, je constate cette segmentation dans plusieurs stades et je propose de lui donner le nom de neurotomie. Le cordon nerveux, avec cette série de renflements, a une apparence qui évoque immédiatement l'idée de chaîne ganglionnaire. Chez l'axolotl, nous voyons avec une absolue netteté, en face de chaque myotome, un renflement de la moelle ou neurotome. A chaque neurotome correspond une racine dorsale primaire. »

M. Brissaud, dans des leçons sur les maladies nerveuses publiées en 1895, faisait remarquer que les anesthésies en forme de gant, de manchette, de veston, ne pouvaient être expliquées que par une lésion d'origine médullaire. Enfin différentes cliniques de ce neurologiste, parues en 1896, soit dans le *Bulletin médical*, soit dans la *Presse médicale*, sont venues jeter un jour nouveau sur la pathogénie du zona. C'est dans une de ces cliniques qu'est formulée la théorie si séduisante de la métamérie spinale, et nous ne saurions mieux faire, pour la développer, que de reproduire ici certains passages :

« Chez tous les vertébrés supérieurs adultes, la longueur de la moelle épinière, mesurée depuis le trou occipital jusqu'à la pointe du cône terminal, est de beaucoup inférieure à la longueur du corps, très inférieure aussi à la longueur du tronc, et, par conséquent, à celle du rachis lui-même.

« Cette différence est, vous le savez, plus prononcée chez l'homme que chez tous les autres vertébrés. Il en est ainsi parce que les membres et le tronc s'accroissent, d'une façon absolue, et dans tous les sens, plus vite que l'axe spinal.

« Jusque vers le troisième mois de la vie embryonnaire, la longueur de la moelle est égale à celle du rachis. En effet, aux premiers temps de la formation de l'être, la gouttière nerveuse, simple invagination de l'ectoderme, résume et concentre en elle seule tout l'appareil nerveux primitif des deux feuillets sous-jacents. Tant que la longueur de la moelle reste égale à celle de l'individu, il est évident qu'il y a concordance de niveau entre les centres spinaux superposés et les différentes parties, également superposées, que ces centres innervent. En d'autres termes, il y a concordance de niveau entre chaque étage de la surface ectodermique sensible et chaque étage du névraxe où aboutissent les racines sensitives de la périphérie. Mais à partir du troisième mois de la vie fœtale, la moelle s'accroît bien moins vite que tout le reste de l'individu. A la naissance, elle ne représente que 3o p. 100, et, à la fin de la croissance, vers la vingtième année, que 26 p. 100 de la longueur totale. Cette disproportiou progressive correspond à ce que l'on appelle « l'ascension relative de la moelle.

« Et, quoique la moelle soit, chez l'adulte, plus courte que chez l'embryon par rapport à la longueur du rachis, il n'en est pas moins évident qu'elle renferme exactement le même nombre de ces étages superposés, auxquels aboutissent les racines des parties périphériques. Vous n'ignorez pas d'ailleurs que les centres spinaux les plus inférieurs sont ceux qui innervent, d'une manière générale, les régions les plus éloignées de l'encéphale.»............

. . . .

Plus loin, il nous définit ce qu'il entend par métamère :

« Le métamère est toute portion de l'être encore fragmentaire possédant en soi l'ensemble des propriétés ou attributions de l'être définitivement achevé ; c'est un de ces bourgeons primitifs, empilés les uns au-dessus des autres, en série linéaire, dont toutes les parties constituantes sont semblables, et qui, envisagés chacun isolément, résument les caractères morphologiques et physiologiques du tout. Dès 1827, Moquin-Tandon appelait ces bourgeons zoonites. Il avait démontré qu'un animal, tel que la sangsue, est un groupement sérié de parties équivalentes ou, comme on dit aujourd'hui, homodynames. Mais tandis que cette conception ne semblait d'abord devoir trouver son emploi que dans un nombre restreint de cas particuliers, Dugès l'étendait à tous les embranchements, ordres, familles, genres et espèces du règne animal. Ainsi la loi de la répétition des parties pourrait s'appliquer aussi bien à l'homme qu'à la sangsue ou au polype du corail. Quelles que soient les variations ultérieures de nos organes, chacun des segments primitifs dont nous avons été formés aux premières heures de la vie embryonnaire, conserverait indéfiniment le souvenir matériel de la fragmentation initiale. Les zoonites de Moquin-Tandon ne sont pas autre chose que les métamères de Hæckel.

« Sur l'œuf de poule, vers la fin du premier jour d'incubation, la segmentation métamérique apparaît déjà dans toute son évidence.

« Le nombre des segments augmente rapidement et, au troisième jour, on compte facilement les métamères par le chiffre des prévertèbres ou segments primordiaux. Ceux-ci constituent les premières ébauches des muscles. « C'est la disposition de la musculature qui exprime la métamérisation, la segmentation primitive et la plus ancienne du corps du vertébré. »

« Voilà des données d'anatomie singulièrement lointaines et qui semblent, au premier abord, tout à fait étrangères à la clinique en général, et au zona en particulier. Il n'en est rien, cependant, et si nous poussons encore un peu plus avant notre reconnaissance sur le terrain de l'ontogénie, vous allez voir que par un chemin détourné elle ramènera à notre point de départ.

« Chez l'homme, comme chez tous les vertébrés supérieurs, le métamère est pourvu d'un appareil nerveux. Ce dernier — tronçon du système nerveux total — est représenté non par une double paire de racines déjà sensitivo-motrices, implantées sur le névraxe primitif, mais par une paire de simples saillies latérales dessinant un profil sinueux sur les côtés de la future moelle. M. Houssay a appelé neurotome ce segment de l'axe nerveux rudimentaire. C'est surtout le neurotome, subdivision transitoire de l'axe spinal, constitué ultérieurement chez l'adulte comme chez l'enfant, le fœtus ou l'embryon, par une double paire radiculaire, qui caractérise la métamérie nerveuse sur la ligne médiane. Sur les côtés, la métamérie est dirigée par le développement des muscles qui, vous le savez, proviennent directement des segments primordiaux. Les neurotomes et les métamères musculaires ou myomères restent en corrélation, mais sans affrontement nécessaire et surtout durable. L'ascension de la moelle supprime rapidement les rapports immédiats des uns et des autres.

« Donc, une paire de nerfs rachidiens, formés chacun

par deux racines symétriques et de même niveau, immédiatement ou médiatement, correspond à un étage périphérique sinon de même niveau, du moins de même numéro.

« Quelles que soient les modifications morphologiques survenues progressivement à la périphérie par le fait d'une fusion insensible entre les métamères superposés, et aussi quelle que soit l'intimité qui s'établit entre les neurotomes d'étages différents par les anastomoses ou, mieux, par la croissance des prolongements des neurones, il est de toute évidence que chacun des segments de l'être parachevé reste aussi en connexion physiologique avec son neurotome primitif.

« Encore une fois — je n'hésite pas à le répéter — chaque étage de l'individu adulte est relié, par ses nerfs sensitifs, à un étage spinal déterminé qui gouverne et dirige son activité nutritive. Il n'est pas difficile de se représenter cette transformation de la configuration extérieure, s'effectuant autour d'un axe nerveux médian, relativement invariable, identique à lui-même d'un bout à l'autre, sur toute sa hauteur, et conservant la disposition en neurotomes échelonnés de la période embryonnaire.

· « L'embryon grandit ; des bourgeons deviennent visibles sur des parties latérales, annonçant les membres qui vont rapidement s'accroître jusqu'à dépasser la longueur du tronc. Du même coup, l'uniformité des segments périphériques disparaît : chacun d'eux, toujours tributaire de son neurotome, projette au loin ses éléments constitutifs, de plus en plus complexes, de plus en plus distants de la gouttière nerveuse primitive.

« Ainsi, tout métamère entraîne au loin les nerfs issus

de son neurotome, précédés et guidés par un cône de croissance. On conçoit sans peine qu'une paire nerveuse, au sortir du renflement lombaire, s'allonge et, en quelque sorte, s'étire de façon à fournir les rameaux sensitifs ou moteurs des segments métamériques aux dépens desquels le membre inférieur s'est formé. Tandis que, dans la région thoracique supérieure, on voit persister la disposition segmentaire sur des plans superposés et sensiblement parallèles, on s'aperçoit, au fur et à mesure qu'on examine des nerfs plus voisins de la région lombaire, que ceux-ci deviennent de plus en plus obliques par rapport à l'axe nerveux central : chez l'homme, ils se rapprochent de la verticale pour gagner les membres qui ont émergé de leur ancien niveau d'origine.

« Les paires rachidiennes qui innervent le pied et qui font partie de la queue de cheval sont, d'une manière générale, plus obliques que les paires rachidiennes destinées à la cuisse et qui proviennent de la moelle lombaire. C'est là un fait connu de tous ; encore n'est-il pas inutile de le rappeler ici, car si, dans l'ensemble, la persistance des grands étages primordiaux vous semble incontestable, celle d'étages métamériques de second ordre, moins nettement reconnaissable, va vous sembler, dorénavant, plus facile à concevoir.

« Je dirai donc : la zone de troubles trophiques qui apparaît sur une moitié du corps, dans le zona vulgaire, correspond à un étage de la périphérie tributaire d'un âge déterminé de la moelle et non pas tributaire d'un seul ganglion rachidien ou d'une seule racine.

« A cela, on peut faire deux objections.

« D'abord, dira-t-on, un seul ganglion est quelquefois l'aboutissant de plusieurs nerfs intercostaux. Si la bande éruptive ne suit pas un trajet exactement parallèle à celui des côtes, c'est parce que les nerfs intercostaux s'anastomosent au voisinage de leurs ganglions respectifs.

« A cela je répondrai qu'il n'y a jamais, à l'origine des nerfs intercostaux, la moindre intrication qui rappelle un plexus. Les anastomoses dont il s'agit n'existent qu'à titre exceptionnel entre les deuxième, troisième et quatrième paires thoraciques. Non seulement elles sont inconstantes, mais les filets qui les représentent sont d'importance tout à fait minime.

« L'objection n'est donc pas valable. Et puis il se trouve que la seule région du thorax où les nerfs intercostaux sont reliés entre eux par de très rares anastomoses, est précisément la seule ou le zona affecte une direction parallèle à celle des nerfs intercostaux. L'éruption est horizontale, là, comme ailleurs ; mais les espaces intercostaux sont horizontaux eux-mêmes, car c'est à leur niveau que la métamérie embryonnaire s'est le plus nettement conservée. » ....

Plus loin il ajoute : « Le zona, vous disais-je, est tributaire d'un étage déterminé de la moelle et non pas d'un seul ou de plusieurs ganglions rachidiens. Or, une autre objection qu'on peut faire à cette proposition — névrites périphériques mises à part — est la suivante : si les espaces intercostaux sont la représentation la plus fidèle et la plus tenace de la métamérie primitive, comment se fait-il qu'un zona des dixième, onzième et douzième ganglions dorsaux par exemple, ne siège pas exactement sur le trajet des nerfs

de la dixième paire, de la onzième et de la douzième ?
Car enfin le fait saute aux yeux ; Bœrensprung, Balmanno,
Squire, Leroux, Head, l'ont constaté aussi nettement que
vous l'avez pu voir chez deux de nos malades : La névralgie et la bande éruptive sont horizontales et par conséquent
croisent la direction des derniers rameaux périphériques.

« L'explication que je vous proposerai est en réalité
des plus simples, mais elle exige un petit retour à l'embryologie.

« La métamérie des muscles en voie de développement
reste pendant un temps, indépendante de la métamérie
de l'axe neurale. En d'autres termes, le système nerveux
des métaméries cutanées et musculaires se forme en dehors
et en quelque sorte à l'insu du système nerveux. His
d'abord et Sagemehl ensuite semblent l'avoir définitivement démontré. D'autre part, les ganglions restent, à l'origine, simplement accolés au tube neural, sans lui être
unis par des fibres nerveuses. Plus tard, une véritable
communication s'établit entre le ganglion et la moelle.
Sagemehl suppose que la moelle pousse des prolongements
vers le ganglion.

« His admet que les deux centres émettent, pour former
la racine postérieure, des fibres allant à la rencontre les
unes des autres. La conception actuelle du neurone ferait
plutôt croire que la conjonction s'effectue aux dépens des
seuls prolongements cylindraxiles des cellules ganglionnaires. Il est, d'ailleurs, probable que les nerfs centripètes
sont, « dès le début de leur développement, unis à leurs
organes terminaux qui sont de provenance ectoder-

mique » ; telle est l'opinion soutenue dès longtemps et à plusieurs reprises par Hensen. Enfin il est certain que les crêtes neurales, situées à gauche et à droite du tube neural, représentent le futur appareil ganglionnaire et se forment indépendamment de la moelle. De tout cela il résulte que l'innervation du tronc est elle-même indépendante des rapports réciproques des ganglions et des neurotomes spinaux. Les ganglions étaient jadis une chaîne continue, saillante de chaque côté du névraxe primitif et s'ils se chiffrent, dans la suite, par un nombre de petits centres égal à celui des neurotomes, c'est par le fait du développement de parties accessoires, spécialement des enveloppes fibreuse et osseuse de la moelle.

« L'anatomie embryonnaire ne prouve donc pas que chaque segment ou métamère ectodermique corresponde exactement à un ganglion, le ganglion n'ayant rien en soi qui puisse servir à définir de métamère périphérique. Les nerfs périphériques traversent les ganglions pour atteindre, sur le tube neural, leurs neurotomes respectifs, chacun à la hauteur de son segment spinal et sans subordination constante à un ganglion de tel ou tel numéro d'ordre. »

« Bref, si la lésion d'un ou plusieurs ganglions thoraciques est capable de produire des troubles trophiques répartis exclusivement sur le territoire périphérique de ces ganglions — partant sur des trajets nerveux connus — la lésion d'un neurotome spinal produit des troubles trophiques répartis sur un territoire différent ; et ce territoire, zone oblique par rapport à celle des nerfs intercostaux, est tributaire du segment spinal où parviennent ses fibres après la traversée ganglionnaire......................

. . . .

« Pour expliquer comment les lésions spinales peuvent donner naissance à la dermopathie trophique aussi bien que les lésions du ganglion rachidien ou des troncs périphériques, il suffit de se représenter la disposition des fibres radiculaires postérieures, dans leurs rapports avec la moelle et le ganglion. Il n'y a dans les racines postérieures, lorsqu'elles atteignent leur ganglion, rien autre chose que les premiers neurones centripètes, mêlés à quelques fibres sympathiques des rameaux communicants. Tous ces premiers neurones périphériques ou centripètes arrivent à la moelle par la racine postérieure, plongent dans la substance grise et se divisent en deux branches verticales, l'une ascendante, l'autre descendante, pourvues chacune de nombreuses collatérales. Les branches verticales ascendantes et descendantes parcourent, sur la hauteur de la moelle, un trajet assez long pour qu'une lésion spinale (L par exemple) intéresse, entre deux racines, les collatérales de trois racines A, B, C, et même davantage (fig. 1).

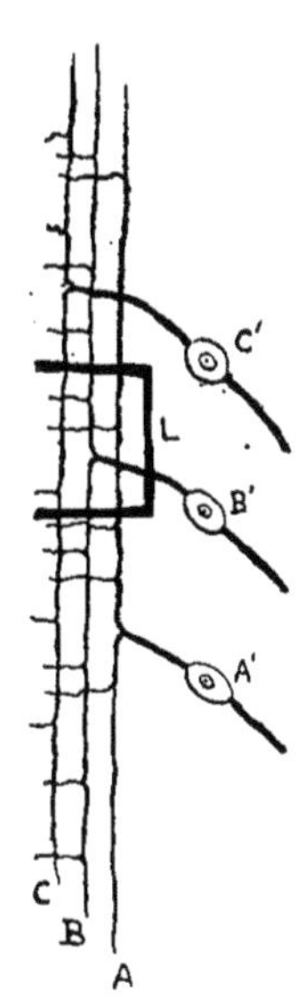

FIG. 1.

« Que la lésion du zona occupe primitivement l'un des trois ganglions A', B', C', ou qu'elle siège à l'extrémité des collatérales de ces ganglions en contact avec le « centre trophique », c'est toujours le même appareil de sensibilité qui sera en cause et l'effet morbide — l'éruption de zoster — sera le même. Toutefois, si c'est le ganglion qui est atteint le premier, la réaction trophique sera limitée au territoire du ganglion, puisque le centre trophique de ce seul ganglion sera intéressé. Si, au contraire, la lésion est dans la moelle, elle pourra troubler la fonction de « sensibilité nutritive » de plusieurs appareils ganglionnaires, puisque les branches ascendantes et descendantes de plusieurs appareils ganglionnaires s'y trouvent comprises.

« Les espaces intercostaux, individuellement innervés par autant d'appareils ganglionnaires, ne représentent donc pas à la périphérie, l'exacte division de la moelle en neurotomes.»...

Plus loin encore, dans la même leçon, après avoir défini ce que l'on entend par centre trophique et par sensibilité nutritive, il nous dit : « Comment dans les troubles trophiques en général et dans le zona en particulier, réagissent les centres vaso-moteurs? Rappelez-vous les connexions des ramifications ganglionnaires du grand sympathique avec les racines rachidiennes.

« Soit un zona d'origine ganglionnaire (c'est toujours d'une irritation simple qu'il s'agit). La cellule, centre du cordon avertisseur, est reliée au ganglion sympathique par les filets centripètes du rameau communicant. Elle influence la cellule sympathique de ce ganglion qui règle le régime circulatoire dans un certain territoire périphérique.

« Ce territoire ne peut être que celui de la paire nerveuse, dont le ganglion rachidien est lésé, puisque le ganglion sympathique ne s'anastomose qu'avec cette partie. En admettant que l'irritation soit transmise au ganglion sympathique par la moelle, ce ne serait que par la voie du même rameau communicant, et par conséquent le résultat serait toujours le même.

« Au contraire, supposons une irritation quelconque de la corne grise postérieure, sur une certaine hauteur de la moelle correspondant à tout un étage de la périphérie, à un vrai métamère primitif et non pas à un simple territoire d'innervation radiculaire ; nous comprenons que cette lésion circonscrite, située en un point où aboutissent les collatérales de plusieurs ganglions rachidiens, retentisse, par l'intermédiaire de plusieurs ganglions sympathiques, sur une zone du tégument très différente d'un espace intercostal.

« La notion de la métamérie est de date trop récente pour que la pathologie et surtout la clinique se croient déjà autorisées à lui faire de larges emprunts. Je pourrais cependant vous montrer que nombre de maladies nerveuses, dont les manifestations périphériques n'ont rien de commun avec le zona, trouvent leur explication la plus naturelle dans ce procédé de retour à l'état embryonnaire. Pour ce qui a trait au zona, le réveil de la métamérie ne me paraît pas douteux.

« Et si je m'y suis attardé ainsi, c'est afin de mieux faire ressortir l'indépendance relative des neurotomes spinaux et des ganglions rachidiens. Sans l'ascension de la moelle, les ganglions restant en contiguïté avec les neurotomes, la métamérie serait topographiquement déterminée par les racines postérieures spinales. Avec l'ascension de la moelle tout change.

« Chez l'homme fait, plus la distance est grande entre les neurotomes centraux et les métamères périphériques, plus ces derniers se différencient de leur type primitif qui, à la fin du développement, n'est plus guère représenté que par les espaces intercostaux supérieurs. Abstraction faite de ces premiers espaces intercostaux, il n'y a donc qu'une analogie très lointaine entre la métamérie de la période embryonnaire et celle de l'âge adulte.

« Les fibres sensitives ou centripètes des nerfs intercostaux appartiennent, dès l'origine, aux métamères périphériques ; et comme ils ne sont pas une émanation de la gouttière nerveuse qui doit former la moelle, il s'ensuit que malgré les connexions fonctionnelles de chaque étage spinal ou neurotome et de chaque étage périphérique ou métamère, celui-ci et celui-là ont des niveaux différents, respectivement distincts des racines sensitives, et, par conséquent, des ganglions rachidiens.

« Je pourrais vous faire voir — et bien plus facilement encore — que dans les régions situées au-dessus des premiers espaces intercostaux, au cou et à la tête, les zonas métamériques son loin de cadrer avec les étages ganglionnaires. C'est qu'en effet l'enchevêtrement des nerfs cervicaux et céphaliques introduit dans la classification des métamères sus-thoraciques, une complexité toute spéciale.— Le problème est tel que l'on discutait encore, il y a peu d'années, sur l'authenticité de la métamérie céphalique.

« Aujourd'hui les plus ardents adversaires de la théorie métamérique ne protestent plus qu'à demi-voix, et quelques points de détails sur lesquels l'opinion n'est pas unanime et définitive ne sauraient restreindre la portée d'un fait général. Or, la métamérisation embryonnaire est un événement capital auquel l'homme, pas plus qu'aucun autre animal, n'échappe. Si transitoire qu'en soit la durée, la marque en est indélébile. Un petit incident pathologique suffit pour la faire ressortir dans toute son évidence. »

Dans une autre clinique, faite en 1898 et publiée dans la *Semaine Médicale*, nous extrayons encore certains passages où M. Brissaud nous montre qu'il existe pour chaque membre une métamérie spinale secondaire, branchée pour ainsi dire sur la première, relativement indépendante de celle-ci, mais soumise aux mêmes lois.

« La métamérie spinale, nous dit-il, dans les faits pathologiques, ne se révèle pas seulement par une topographie spéciale des lésions du tronc ; elle se manifeste avec une aussi parfaite évidence « aux membres, dans certaines lésions trophiques ou dans certains troubles de la sensibilité »..

....

» La moelle épinière se prolonge donc ou, mieux encore, émet des branches spinales destinées aux membres (une pour chaque membre) ; et chacune des quatre branches — représentée par une moitié de renflement cervical ou lombaire — a des étages superposés de sensibilité.

« Il ne s'agit ici, bien entendu, que d'une figure. Les branches spinales sont de simples soulèvements — des branches d'attente, — constituées toutefois comme la moelle elle-même. Considérée de bas en haut, la moelle augmente de volume ; mais l'augmentation se fait surtout à la racine des membres. Sur les coupes transversales, on juge d'un coup d'œil la quantité de substance grise qui, au niveau des renflements cervical et lombaire, se surajoute à l'axe gris de la colonne dorsale. La région dorsale intermédiaire aux deux renflements est la plus étendue. C'est elle, par conséquent, qui peut donner la mesure. Sans doute, dit Farabeuf, la masse nerveuse blanche est considérable, mais « le développement de la substance grise est la cause principale des renflements de la moelle ; il est à son maximum au milieu du renflement lombaire et à son minimum dans la région dorsale ». Comme les membres sont des « métamères de métamères », de même les renflements droit et gauche des régions cervico-brachiale et lombo-sacrée sont des rudiments de moelles secondaires. Du reste, chez certains animaux, le canal épendymaire se dilate aux deux renflements et au renflement inférieur, il s'ouvre dans le sinus postérieur...

....

« Mais on reconnaît aux renflements de la colonne grise la valeur et la signification de moelles supplémentaires, si l'on regarde une coupe de moelle dorsale à travers une coupe de moelle cervicale : alors, dans la région de la corne antérieure surtout, on devine le processus de croissance latérale qui répond à la métamérisation secondaire de l'axe spinal.

« Étant donné que le renflement cervical, par exemple, représente une moelle surajoutée — à droite et à gauche pour le membre supérieur, — vous allez comprendre comment des lésions situées à des étages différents de ce prolongement donneront lieu à des troubles de la sensibilité ou de la motilité répartis suivant des tranches de membre (fig. 2).

« Soit le renflement cervical C, émergeant de la moelle S. Un certain nombre de racines R^1, R^2, R^3 (je n'en figure que 3, mais il y en a en réalité davantage) innervent le bras, l'avant-bras et la main. Ces racines sont superposées par rapport à l'axe de la moelle ; elles sont superposées aussi (M¹, M², M³,) par rapport à l'axe du renflement cervical ; c'est-à-dire que la substance grise du renflement cervical a des étages superposés eux-mêmes et à chacun desquels correspond un étage périphérique du membre. Ainsi, à l'étage métamérique M¹ du renflement cervical correspond l'étage du bras ; à l'étage métamé-

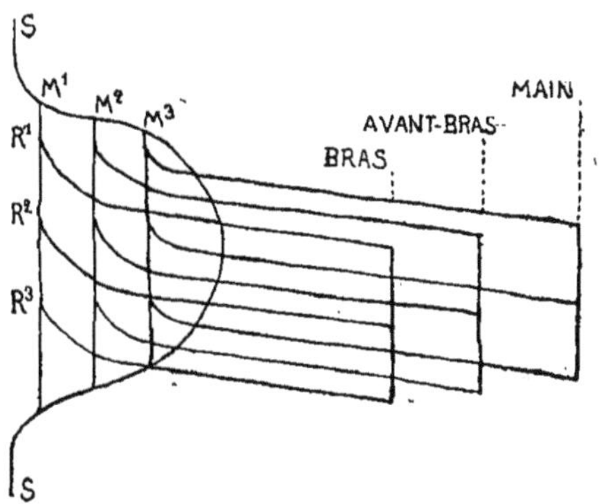

Fig. 2. — Renflement cervical émergeant de la moelle SS et donnant naissance aux racines superposées R¹, R², R³. Ces racines fournissent au bras, à l'avant-bras, à la main. Elles ont leur origine dans les étages métamériques du renflement cervical M¹, M², M³. Les parties les plus périphériques du membre correspondent à l'étage le plus périphérique du renflement.

rique M² correspond l'étage de l'avant-bras ; à l'étage métamérique M³ correspond l'étage de la main ; sans compter qu'à l'extrémité du renflement cervical il y a encore place pour plusieurs étages métamériques spinaux correspondant aux étages des métacarpiens, des phalanges, des phalangines, des phalangettes.

« Cette division en étages de a substance grise des renflements cervical et lombaire, ne peut pas ne pas exister.

« Elle n'exclut pas, d'ailleurs, la division en étages radiculaires. Vous avez, du reste, bien deviné que les trois étages radiculaires R^1, R^2, R^3, représentés sur le schéma du plexus brachial, équivalent aux trois étages radial, médian et cubital. Chacun de ces trois étages radiculaires prend des fibres d'origine aux trois étages métamériques

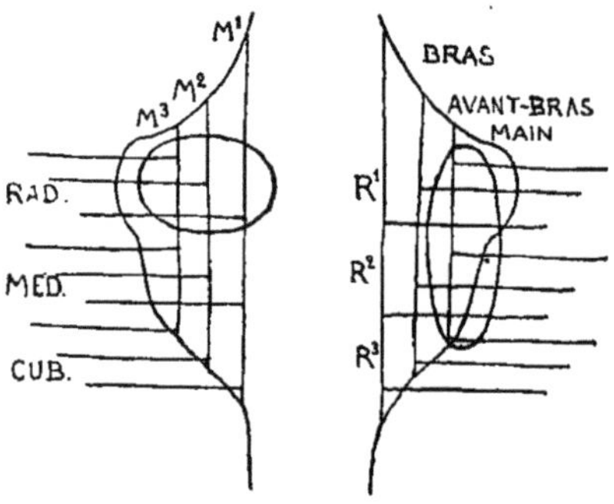

Fig. 3. — Le renflement cervical de la moelle.

RAD., étage radiculaire supérieur du membre supérieur (ou étage radial). MED., étage radiculaire moyen (ou étage du médian).— CUB. étage radiculaire inférieur (ou étage cubital). — M^1, étage métamérique spinal du renflement cervical correspondant au bras. — M^2, étage métamérique correspondant à l'avant-bras. — M^3, étage métamérique correspondant à la main.

A gauche, lésion du renflement cervical n'intéressant que l'étage radiculaire supérieur.

A droite, lésion n'intéressant que l'étage métamérique de la main.

du renflement cervical. Et alors un dernier schéma très simple vous explique comment la lésion du renflement cervical donne lieu tantôt à des symptômes de localisation métamérique en tranches, tantôt à des symptômes de localisation radiculaire en bandes (fig. 3). Une lésion médullaire (à gauche), intéressant les racines de l'étage radial dès leur origine dans toute l'épaisseur du renflement cervical produira des phénomènes radiculaires limités à la zone de l'étage radial. Une lésion médullaire (à droite), intéressant l'étage métamérique de la main sur toute la hauteur du renflement cervical déterminera des symptômes de localisation métamérique, par exemple une anesthésie en gant, s'arrêtant nettement au pli du poignet. Dans le cas de cette dernière lésion, les fibres radiculaires de l'étage radial, de l'étage médian et de l'étage cubital, destinées à l'avant-bras et au bras sont indemnes. »

En résumé, la moelle est divisée en étages ou neurotomes, appelés aussi myélomères, superposés, correspondant à un segment périphérique bien déterminé ou dermatomère. Les nerfs sensitifs, issus d'un dermatomère arrivent, par l'intermédiaire des racines postérieures, à l'étage de la moelle qui gouverne et dirige son activité nutritive, non pas en traversant un seul ganglion, mais plusieurs ganglions superposés, à cause de l'ascension relative de la moelle.

Ganglions et neurotomes commandent donc à des territoires périphériques ou métamères tout différents.

Il ne faut pas, en effet, confondre le dermatomère, qui seul est le vrai métamère d'origine embryonnaire, puisqu'il correspond à un seul étage de la moelle, avec le métamère ganglionnaire ou radiculaire, qui n'est qu'un métamère de seconde formation, en relation avec plusieurs neurotomes, et par conséquent est un ensemble de parties de dermatomères. Tandis que le premier est dû à la segmentation embryonnaire, le deuxième n'a pour origine que l'enchevêtrement des différentes fibres nerveuses qui, dans leurs anastomoses et leurs ramifications, font disparaître la dermatomérisation pour créer une métamérisation artificielle et trompeuse, je veux parler de la métamérisation ganglionnaire. Toutes les erreurs que l'on commet, toutes les localisations plus ou moins erronées que l'on attribue aux troubles cutanés viennent de l'oubli de la formation segmentaire de l'être vivant, l'embryologie est là pour le rappeler.

Le ganglion n'est, en quelque sorte, qu'un poste de renfort, le centre de ralliement des différentes fibres nerveuses émanant de segments différents de la moelle. De là, elles partent, mélangées, comme des soldats d'un camp retranché, venus de points tout opposés d'un même pays, vers le poste qui leur est confié, d'abord en masse compacte, c'est-à-dire formant un tronc nerveux, pour se disperser à mesure qu'elles s'avancent.

En conséquence, de même qu'un dermatomère, pour aller puiser l'influx nerveux dans son neurotome doit se mettre en rapport avec plusieurs étages ganglionnaires ou rhizomères, de même un métamère ganglionnaire va puiser, par ses branches collatérales, l'influx nerveux dans plusieurs neurotomes ; autrement dit, une racine postérieure, constituée par un ensemble de fibres nerveuses provenant de différents neurotomes, doit, à sa sortie du ganglion, innerver partiellement un nombre correspondant de dermatomères, tirant leur influx nerveux de ces neurotomes. Mais un neurotome, étant un segment complet de la moelle, innervera un segment complet de la périphérie, c'est-à-dire le dermatomère avec lequel il s'est mis en connexion pendant la période embryonnaire, et cela par l'intermédiaire de plusieurs ganglions, puisque chaque ganglion est en rapport, non pas avec une partie d'un seul dermatomère, mais avec une partie de plusieurs dermatomères.

Chaque dermatomère, quoique perdu en apparence dans les métamères ganglionnaires, a une configuration qui lui est propre. Or, pour correspondre dans sa partie à plu-

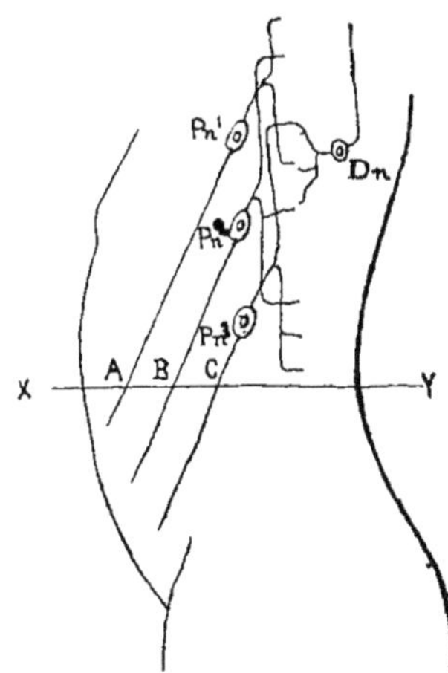

Fig. 4. — Pn¹, Pn², Pn³ ; trois protoneurones, conduisant aux centres spinaux les vibrations esthésiques de trois points du tégument A, B, C, situés au même niveau XY, mais appartenant à trois étages radiculaires différents. Ces 3 protoneurones ont des collatérales qui se rejoignent du même deutoneurone Dn. Le deutoneurone Dn est le centre métamérique spinal de l'étage XY.

sieurs territoires ganglionnaires à la fois, le dermatomère ne peut forcément leur être parallèle dans son tout, c'est-à-dire qu'il doit les couper, avoir une direction transversale par rapport à l'axe du corps, ou au canal médullaire.

Dès lors, il n'est plus nécessaire de faire d'autre hypothèse pour démontrer l'origine de ces nævi croisant obliquement plusieurs territoires nerveux. Ces nævi correspondent à des dermatomères, qui eux-mêmes sont en relation avec des neurotomes qu'une irritation quelconque, pendant la vie embryonnaire, aura influencés (voir fig. 4, empruntée à Brissaud).

Quant aux nævi obliques et symétriques, situés de chaque côté de la ligne médiane, la même explication intervient, à la condition que la lésion soit plus étendue et comprenne un segment complet de la moelle, autrement dit des neurotomes symétriques. Le schéma de Brissaud (fig. 4) nous l'explique en nous le représentant symétrique par la pensée.

Restent les nævi dans lesquels les territoires de plusieurs nerfs sont altérés d'un seul côté.

Nous avons dit qu'on pouvait les expliquer par une intoxication ou une irritation quelconque ayant intéressé symétriquement plusieurs ganglions ou plusieurs racines postérieures, ou encore par une névrite périphérique. Nous savons très bien, que cette hypothèse peut se soutenir, et qu'elle a été soutenue. Mais nous avons vu aussi, combien il nous paraissait bizarre d'admettre des altérations s'étendant successivement à plusieurs ganglions spinaux échelonnés sur un même côté du rachis, tandis qu'il eût été bien plus logique d'admettre un trouble localisé à un segment de la moelle. Que cette hypothèse soit soutenue pour le zona, nous laissons aux neurologistes le soin de la réfuter à l'aide de l'histologie ; mais, pour les nævi, il nous paraît en être tout autrement. Pourquoi, en effet, ne pas essayer de synthétiser cette affection dans ses rapports avec le système nerveux ? M. Brissaud nous a donné une théorie qui nous a expliqué la localisation la plus difficile des nævi, celle croisant plus ou moins obliquement plusieurs territoires nerveux, pourquoi n'essayerions-nous pas de l'appliquer à cette autre localisation, dans laquelle les territoires de plusieurs nerfs sont intéressés d'un seul côté? Pourquoi attribuer cette disposition à une névrite ou à une lésion ganglionnaire plutôt qu'à une malformation médullaire. Ici, il convient de rappeler l'objection que faisaient Galewsky et Schlossmann à la théorie de Bœrensprung. Les territoires cutanés, nous disaient ces auteurs, sont innervés par toutes les ramifications d'une branche nerveuse; une altération de l'action nerveuse devrait aboutir à une lésion diffuse occupant tout le territoire de cette branche et non pas seulement, comme dans certains cas, à des lésions développées suivant la projection sur la peau de cette branche. Il n'y a pas d'exemple, en effet, de nævus ou de zona occupant un ou plusieurs métamères radiculaires dans leur totalité; toujours, plusieurs parties sont indemnes. C'est dire par là, qu'une hypothèse autre que celle d'une névrite périphérique et d'une lésion ganglionnaire où l'affection frapperait telle ou telle fibre nerveuse d'un tronc nerveux, de préférence à telle autre, où un choix serait fait dans les cellules ganglionnaires, s'impose à l'esprit.

Tandis que, si nous supposons une lésion d'un segment de la moelle, tout va changer. N'avons-nous pas dit qu'un neurotome envoyait des fibres nerveuses à plusieurs ganglions; qu'une racine postérieure était formée de fibres émanant d'étages médullaires différents? Dès lors, avec l'irritation d'un segment médullaire correspondra une viciation de nutrition quelconque de tous les filets nerveux émanant de ce segment; d'où troubles cutanés sur plusieurs territoires ganglionnaires superposés, troubles répartis sur une portion seulement de chaque territoire, puisqu'une seule fibre nerveuse de ce territoire sera inté-ressée.

Nous disons, pour la facilité de la démonstration, une seule fibre nerveuse, rien ne prouve que le même neuro-tome n'envoie plusieurs fibres à un même ganglion, ce qui est probable ; la démonstration, du reste, n'en souffre nul-lement. (Voir la figure 1 de M. Brissaud, page 42.)

Voilà donc un autre point d'élucidé ; mais là ne s'arrêtera pas notre synthèse. Dans cette étude tous nos efforts seront dirigés à rapporter à une même origine les nævi.

Après les nævi, dans lesquels les territoires de plusieurs nerfs sont intéressés d'un seul côté, après les nævi constitués par des placards médians, formés de deux parties symé-triques ; après les nævi croisant obliquement plusieurs ter-ritoires nerveux, il nous reste, pour terminer cette parti un peu laborieuse de notre thèse, à rattacher à la même ori gine les nævi dans lesquels le territoire intéressé siège sur un nerf seulement ou son trajet. Lorsque nous étudiions la théorie ganglionnaire et de la névrite périphérique du zona, nous avions admis, pour un instant, ces deux théories comme nous satisfaisant suffisamment l'esprit ; nous son-gions, quand nous faisions cette réserve, à la théorie spinale. Il eût été, en effet, plus logique de détruire immédiatement cette hypothèse qui peut être encore conservée pour le zona, affection s'observant après la naissance, c'est-à-dire au moment où l'être est définitivement constitué ; mais pour les nævi, affections congénitales par définition, nous nous refusons de l'admettre plus longtemps, et nous verrons pourquoi, lorsque nous parlerons de cette autre partie de la pathogénie qui a pour but de rechercher la cause de ce trouble de développement. Comme précédemment, en priant le lecteur de se reporter à ce qui a été dit plus haut, nous supposerons qu'un neurotome a été intéressé, mais, dans ce neurotome une de ses parties constituantes, un groupe déterminé de cellules, celui qui envoie la fibre nerveuse au ganglion innervant le territoire lésé.

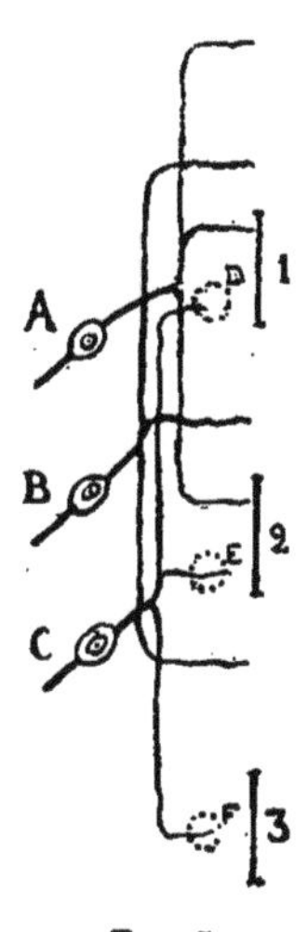

Dans la figure 5, supposons que le territoire du glanglion C corresponde à trois neurotomes, que nous indiquons par les chiffres 1, 2 et 3, en face des lésions. Nous avons dit qu'un métamère radiculaire était en relations avec plusieurs neurotomes. Soit dans le neurotome 2, une lésion E d'un groupe cellulaire donnant naissance seulement à une fibre nerveuse qui va par les collatérales former une partie de la racine postérieure du ganglion C. Cette fibre nerveuse lésée innerve une division du métamère radiculaire C ; d'où troubles dans cette division. Pour

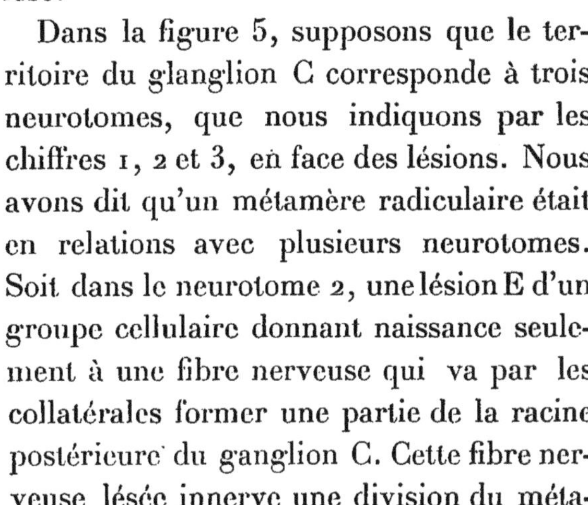

FIG. 5-

que le territoire ganglionnnaire C fût intéressé dans sa totalité, il faudrait admettre, avec la lésion E, dans le neurotome 2, des lésions D et F dans les neurotomes 1 et 3. Dans ce dernier cas, nous sommes obligé de faire une nouvelle hypothèse, la division du neurotome ; et, l'objection que nous émettions et nous permettait de rejeter la théorie ganglionnaire de Bœrensprung, dans laquelle il admettait qu'une lésion peut intéresser une ou plusieurs fibres nerveuses, une ou plusieurs cellules ganglionnaires, à l'exclusion des autres parties constituantes du tronc nerveux ou du glanglion, peut nous être faite maintenant. Nous nous expliquerons un peu plus loin en traitant la deuxième partie de la pathogénie (pages 68 et 69).

Quant à l'hypothèse de Philippson, Petersen, Galewski, Schlossmann et Blaschko, où ces auteurs voient, dans les lignes de Voigt, la cause de la disposition anatomique des nævi, nous ne ferons que la mentionner. Les lignes de Voigt, comme on le sait, ne sont autre chose que la limite de séparation entre la sphère d'action de deux nerfs cutanés voisins. Si, dans un certain nombre de cas, du reste, très restreints, notamment celui de Galewski et Schlossmann, on peut dire que le nævus suit assez loin les lignes de Voigt, dans la plupart des cas, ces lignes de démarcation ne correspondent à rien ; aussi, ne verrons-nous là qu'une simple coïncidence.

Telle est, ainsi développée et appliquée aux nævi, la théorie de M. Brissaud. D'autopsies de nævi, aucune encore n'a été faite. En supposant même qu'il y en ait eu, nous pouvons préjuger de la question, en pensant que l'anatomie pathologique est encore loin de pouvoir vérifier la théorie sur ce terrain. Nous avons eu déjà l'occasion de nous expliquer à ce sujet (page 24), nous y reviendrons encore plus tard (page 68).

Quant aux autopsies de zona, elles sont trop peu nombreuses et surtout trop incomplètes, et, la technique histologique n'a pas encore su nous révéler les altérations de structure médullaire qui, aux yeux de la plupart des observateurs, doivent être incriminées pour les nævi ; ce n'est pas le zona qui, en dehors des faits cliniques, pourrait confirmer l'authenticité de la métamérie primaire et secondaire ; « mais il est une autre affection qui présente avec le zona et les nævi la plus grande analogie, si non dans ses troubles cutanés, du moins dans les troubles sensitifs, au point de vue de leur localisation, nous venons de nommer la syringomyélie dont l'anatomie pathologique n'a pas dit son dernier mot ; et, si la théorie que nous venons d'exposer doit recevoir un jour une consécration définitive, la syringomyélie peut-être la lui fournira. »

Cependant les travaux des auteurs anglais, notamment ceux de Sherrington, Thorburn et Head, sur les localisations sensitives radiculaires et médullaires, ne viennent-ils pas déjà apporter un sérieux appoint à la théorie de M. Brissaud? Head, en effet, s'attachant à établir que les lésions viscérales du foie, du cœur, du poumon, etc., s'accompagnent de zones hyperesthériques qui occupent sur le tégument des situations variables suivant les organes lésés, mais assez fixes pour chaque organe, a délimité un certain nombre de zones dont le nombre et la topographie représentent un facteur constant. (Voir *Semaine médicale* du 1er juillet 1896 ; Lettres de Londres de M. Marinesco, et la thèse de DROUIN : *De la sclérodermie*, 1898.)

Après avoir délimité sur tout le corps, nous dit Marinesco, des zones d'hyperesthésie, dans les différentes actions viscérales et montré que certaines régions, comme celles qui occupent la face antéro-externe du membre supérieur et une grande partie de la face antéro-interne du membre inférieur, ne deviennent jamais le siège de pareilles hyperesthésies, Head a voulu résoudre la question de savoir à quelles régions nerveuses correspondaient ces zones. Il suffirait d'ouvrir un traité quelconque d'anatomie pour pouvoir affirmer, après comparaison, que ces zones ne correspondent pas à la topographie des nerfs périphériques.

Comme Head l'a fait remarquer, ces zones sont également l'objet d'éruptions zostériennes. Or, la plupart des auteurs n'admettent plus aujourd'hui que dans tous les cas ces éruptions correspondent aux champs de distribution des nerfs. Ainsi, quelques neurologistes allemands ont avancé que le zona se trouve en rapport avec la distribution des vaisseaux, opinion qui ne semble pas plus justifiée que la précédente. Ross, qui s'est beaucoup occupé des hyperesthésies viscérales, supposait que la douleur splanchnique a son siège dans le viscère lui-même, et qu'elle est due à l'irritation des terminaisons nerveuses contenues dans celui-ci ; elle se propagerait suivant le trajet des filets nerveux propres au viscère. Si la manière de voir de Ross était exacte, les zones cutanées découvertes par Head constitueraient une méthode naturelle d'étude pour la distribution des racines postérieures sur la surface cutanée.

On sait, d'autre part, que Bœrensprung avait admis que le zona dépend d'une inflammation des ganglions et des racines postérieures. D'après ces deux opinions, les zones d'hyperesthésie de Head seraient donc d'origine radiculaire, et alors il devrait exister une ressemblance parfaite entre les zones décrites par Head et les zones indiquées par Sherrington ; en réalité, il n'en est rien, et ces deux groupes de zones diffèrent à plusieurs points de vue. En effet, Sherrington a montré que la section isolée d'une racine quelconque n'est pas suivie de troubles de sensibilité ; d'autre part, il a fait voir que les zones de sensibilité radiculaire se pénètrent réciproquement, ce qui explique du reste l'absence d'anesthésie après la section d'une racine. Par contre, les zones de Head ont des territoires bien délimités.

Enfin, ce dernier auteur fait remarquer que ces zones présentent surtout des troubles de la sensibilité douloureuse et de la sensibilité thermique, tandis que celles de Sherrington correspondent principalement à la distribution de la sensibilité tactile. Or, comme dans la plupart des lésions traumatiques de la moelle épinière et aussi dans la syringomyélie, on constate surtout de la thermo-analgésie, Head en conclut que ces zones d'origine spinale correspondent dans la moelle à des segments superposés dans le même ordre.

La topographie du zona, qui siège très souvent dans les mêmes territoires que les zones d'hyperesthésie de Head, constitue un dernier argument en faveur de la nature spinale des hyperesthésies viscérales. Et de fait, ce n'est qu'une lésion médullaire qui pourrait expliquer la topographie en apparence si capricieuse de l'herpès zoster ; une lésion limitée de la moelle serait effectivement capable de produire l'éruption de zona, qui dépasse souvent le territoire de plusieurs racines.

Ainsi, d'après quelques auteurs anglais ; la topographie du zona et des zones d'hyperesthésie locale au cours des lésions viscérales est en relation avec la disposition segmentaire de la moelle.

Cette disposition segmentaire de la moelle épinière serait en rapport, d'après Ross, Thornburn, Head, avec la métamérie primitive des centres nerveux. En France, MM. Ballet et Achard viennent soutenir cette conception développée avec tant d'ampleur par M. Brissaud.

Nous venons de dire que certains auteurs anglais, Head en particulier, apportent un sérieux appoint à l'hypothèse de M. Brissaud. Mais, déjà nous voilà sorti du domaine de l'hypothèse pour entrer dans celui de la réalité. Un travail de Van Gehuchten et de Buck (5 mars 1898), ayant trait à deux cas de chromatolyse des myoneurones lombo-sacrés, observée à la suite de la désarticulation de la jambe, vient la confirmer.

La désarticulation de la jambe, c'est la suppression d'un étage métamérique de la périphérie ; c'est par conséquent la dégénérescence inévitable d'un étage métamérique spinal. Mais l'étage métamérique spinal condamné à la dégénérescence appartient au renflement lombo-sacré, et, si la théorie développée plus haut est exacte, les myoneurones, en voie de chromatolyse, doivent être ceux qui avoisinent l'extrémité du renflement lombo-sacré, c'est-à-dire sa partie la plus externe.

« Dans la corne antérieure du renflement lombo-sacré, les étages sont représentés par des groupes cellulaires dont les plus internes correspondent aux parties les plus voisines du tronc, et les plus externes aux parties périphériques. Ceci soit dit d'une manière générale, car les noyaux en question se confondent sur nombre de points. Les descriptions anatomiques qu'on en a données sont imparfaites. Celle de Gowers, la meilleure, n'est pas complète à beaucoup près. La disposition des groupes cellulaires en noyaux variant, d'ailleurs, suivant les étages, il faudrait, pour être exact, étudier chaque étage séparément. Les noyaux les plus externes, ou, en d'autres termes, les étages les plus voisins de l'extrémité latérale du renflement lombo-sacré, sont les deux groupes postéro-latéral et dorsal secondaire. Or, ce sont précisément ces deux noyaux qui, dans les observations de Van Gehuchten et de Buck, présentaient des lésions de chromatolyse, à l'exclusion de tous les autres noyaux de la corne grise lombaire. »

Si ces prétendus noyaux ne sont, comme le dit très bien Van Gehuchten, que des groupements malaisés à différencier les uns des autres, il n'en est pas moins établi, par les constatations microscopiques, que les régions de la substance grise, où la chromatolyse accusait une dégénérescence, étaient celles où M. Brissaud indiquait la localisation centrale du métamère périphérique.

Une observation encore plus récente : M. Cestan, interne à la Pitié, service de M. Babinski, présenta à la Société anatomique, du 2 décembre 1898, les nerfs et la moelle d'un vieillard mort de gangrène sénile du pied gauche. Il existait des altérations du nerf sciatique remontant jusqu'au creux poplité, avec épaississement des vaisseaux nourriciers du nerf. La méthode de Nissl montra des lésions de chromatolyse dans le groupe postéro-externe de la corne antérieure, au niveau de la 5e lombaire et de la 1re sacrée, siège supposé encore par M. Brissaud, de la localisation centrale du métamère périphérique correspondant au pied.

§ 3. — Causes des Nævi.

Après avoir étudié la pathogénie des nævi dans leur nature et dans leur siège, il nous reste à élucider un autre point pathogénique de cette affection qui peut susciter bien des théories, c'est celui qui consiste à montrer par quel mécanisme, la lésion nerveuse essentielle des nævi retentit sur la peau, autrement dit, quel est le lien qui unit la lésion nerveuse à ce trouble cutané. Passons maintenant en revue toutes les hypothèses qui peuvent être émises à ce sujet.

1º **Théorie des nerfs trophiques.** — Samuel avait été amené, à la suite de l'expérience suivante, à admettre l'existence des nerfs trophiques destinés à régler la nutrition des tissus. Faradisant le ganglion de Gasser d'un lapin, à l'aide de deux aiguilles qui le pénétraient, il obtenait rapidement des troubles trophiques et sensitifs du côté de l'œil. L'auteur en concluait naturellement que les nerfs spéciaux, les nerfs trophiques qu'il avait décrits, étaient irrités, d'où les troubles de la nutrition du côté de l'œil où aboutissaient ces nerfs trophiques. Cette théorie n'a pas été longtemps en faveur auprès des physiologistes. Vulpian démontra que l'expérience de Samuel n'était pas concluante, et rejeta l'hypothèse de l'existence de nerfs trophiques spéciaux pour soutenir la théorie suivante, admise actuellement par tous les auteurs.

2º **Théorie de l'action trophique des nerfs sensitifs.** — Pour que la nutrition des éléments anatomiques s'effectue normalement, nous dit M. Marinesco, il suffit que les centres nerveux soient informés, à tout moment, de l'état actuel de ces éléments ; les centres, avertis par les conducteurs centripètes ou nerfs de la sensibilité, réagissent en conséquence. L'avertissement transmis par les nerfs sensibles, est donc le premier acte, ou mieux la première condition de l'équilibre nutritif. L'équilibre trophique est donc un acte réflexe ; l'excitation périphérique qui détermine l'activité de l'élément détermine aussi la nutrition.

Velpeau en 1850, Mayet en 1868, Nothnagel en 1869, et enfin Tripier avaient, avant M. Marinesco, soutenu la même thèse.

On pourrait, en effet, supposer que dans certaines conditions traumatiques ou morbides un nombre plus ou moins considérable de tubes nerveux s'altèrent jusqu'à leur extrémité périphérique.

L'influence trophique des centres nerveux venant à cesser ou à s'affaiblir dans la région de la peau qui est mise en relation avec ces centres par les tubes nerveux altérés, des troubles nutritifs peuvent prendre naissance dans ces régions.

Cette hypothèse, qui peut expliquer les éruptions de zonas consécutifs, soit à un traumatisme du nerf, soit à une carie ou une lésion destructive quelconque de la colonne vertébrale, ne saurait être soutenable pour les nævi (voir page 67).

3º **Théorie des nerfs sensitifs**. — Les fibres sensitives peuvent être irritées et leur irritation peut se propager jusqu'à leur extrémité périphérique intra-cutanée. Partant de ce fait, dit Charcot, il est possible de supposer qu'une irritation pathologique, développée sur un nerf sensitif, soit à son origine, soit sur un point de son trajet, retentisse par voie centrifuge jusqu'à l'extrémité terminale des filets nerveux, et là y provoque un travail d'irritation qui amène le développement d'un trouble cutané. Dans ce cas la lésion pourrait se transmettre par une névrite interstitielle, ou par une simple irritation des tubes nerveux, sans altération de leur tissu.

Cette théorie, comme la précédente, nous explique le processus anatomo-pathologique de la lésion, mais nullement sa cause première.

4º Théorie des nerfs vaso-moteurs. — Quelques auteurs ont voulu rattacher certaines affections cutanées, le zona en particulier, à un trouble fonctionnel des fibres vaso-motrices qui accompagnent les nerfs sensitifs dans leurs terminaisons périphériques. Pour les uns, il y aurait paralysie des fibres vaso-motrices destinées à la peau ; cette paralysie serait suivie d'une hyperhémie de la peau qui est le premier stade de l'éruption zostérienne. Cette vue de l'esprit a été combattue par Parroud, Charcot, Claude Bernard, avec preuves à l'appui. En effet, la congestion de la peau n'est pas toujours, il s'en faut bien, le premier stade du zona. Si la paralysie des vaso-moteurs ne peut expliquer une éruption zostérienne, et à plus forte raison les nævi, leur irritation ne saurait l'expliquer davantage. Cette irritation doit théoriquement amener un resserrement des vaisseaux, dont les parois sont innervées par les nerfs irrités. Ce resserrement devrait se traduire par une pâleur de la peau, qui fait défaut dans les éruptions zostériennes ; inutile d'insister au sujet des nævi.

5º Théorie des fibres motrices sympathiques. — Il y a eu une tendance à admettre l'influence des fibres sympathiques sur les altérations de sécrétion des glandes de la peau et sur la nutrition des poils. C'est ainsi que Pouteau, Larrey, prétendent avoir vu une croissance exagérée de la chevelure à la suite de névralgie traumatique. Hamilton rapporte qu'un bras se couvrit de poils très abondants après un coup de lancette. Comment, à la suite de faits aussi peu précis, aussi peu nombreux, formuler une théorie générale par altération des fibres sympathiques ?

Le traumatisme, du reste, est toujours en cause, et nous verrons plus loin qu'on ne saurait l'admettre pour les nævi.

6° **Théorie de la malformation cellulaire.** — Enfin, nous terminerons cette partie de la pathogénie en supposant que les malformations cutanées correspondent à des malformations cellulaires dues :

1° A une infection ou une intoxication ;

2° A l'hérédité ;

3° Peut-être aussi à une impression morale très violente éprouvée par la mère, la mettant dans un état plus grand de réceptivité (des embarras gastriques sont notés à la suite d'émotions vives) ; ou bien, occasionnant chez elle des troubles vaso-moteurs avec répercussion sur la circulation fœtale et par conséquent sur l'histogenèse de la cellule nerveuse embryonnaire.

1° Que l'intoxication vienne du microbe ou des toxines qu'il sécrète, des poisons absorbés par la mère ou élaborés par elle, le résultat sera le même pour l'enfant : désorganisation des cellules nerveuses de la moelle avec retentissement consécutif sur les métamères périphériques. Faut-il faire intervenir, dans la production des nævi, le traumatisme invoqué pour le zona ? Nous refusons absolument cette explication, le liquide amniotique protégeant suffisamment l'enfant contre les violences extérieures. Du reste, l'avortement ne se produit-il pas dès que le traumatisme dépasse les limites ordinaires ? Nous rejetterons également toutes les intoxications trop intenses (dues à l'oxyde de carbone, au plomb, au mercure, à la syphilis non soignée, etc.) qui, elles aussi, provoquent l'avortement, à moins qu'elles ne soient légères et ne produisent chez la mère aucun malaise appréciable. Tous ces agents sont, surtout avec les traumatismes, la cause des zonas, sur lesquels est édifiée la théorie de la névrite périphérique, que nous n'admettons pas pour cette raison.

Les intoxications, auxquelles nous faisons allusion, sont journalières, mais n'attirent nullement l'attention de la personne qui les subit. Tous les jours, en effet, nous sécrétons des toxines, nous respirons des gaz délétères, nous absorbons des aliments ou des boissons dont l'influence nous semble nulle sur l'organisme, à la condition d'être passagère. Cependant, ne voyons-nous pas le buveur, par exemple, réagissant, supportant au début, au moins d'après les apparences, parfaitement les vapeurs de l'alcool, être atteint plus tard de cirrhose, de néphrite, de troubles cérébraux, etc., etc. ? Bien mieux encore, ne voyons-nous pas les enfants allaités par des nourrices, dont les fonctions gastro-intestinales sont mauvaises, ou bien qui, sous prétexte d'augmenter la sécrétion lactée, absorbent un peu trop abondamment des vins généreux, ne voyons-nous pas ces enfants être atteints subitement de convulsions, d'attaques épileptiformes qui déroutent le médecin ? L'organisme de l'enfant n'a pu supporter, sans souffrir, cette intoxication ;

cependant, la nourrice, toute étonnée de s'entendre accuser comme l'auteur des troubles observés, n'a éprouvé aucun malaise perceptible.

Eh bien ! nous croyons pouvoir admettre que ces intoxications inaperçues par l'adulte, dont l'organisme est suffisamment fort pour réagir, ont une influence capitale sur le développement de la cellule nerveuse embryonnaire.

Supposons, en effet, qu'un de ces produits toxiques, énumérés plus haut, soit fabriqué et absorbé en assez grande quantité par la mère, sans arriver cependant à l'incommoder fortement ou provoquer l'avortement. Que va-t-il se passer? Voilà un groupe de cellules nerveuses en voie de formation, elles vont être naturellement influencées. Chez la mère, les cellules pâtissent, mais étant complètement formées, autrement dit, possédant la force nécessaire pour résister, elles résistent, en effet, sans subir d'altérations dans leur composition. Mais la cellule de l'embryon en voie de développement ne possédant nullement la résistance de la cellule adulte, sera touchée plus fortement. Sera-t-elle détruite? Non, elle subira simplement une modification ; telle granulation protoplasmique, par exemple, sera placée là où elle ne devrait pas être, amenant ainsi une perversion de la fonction que nous ne pourrons découvrir avec le microscope. La fibre nerveuse n'étant pas encore formée, trouvera, lors de sa formation, une cellule ou un groupe de cellules dont l'influx nerveux qu'elle a à transmettre sera tout différent du groupe cellulaire situé au-dessus. Elle réagira donc, en conséquence, ou plutôt fera évoluer tout différemment les cellules périphériques auxquelles elle apporte cet influx ; d'où troubles cutanés.

Telle est l'hypothèse que nous pouvons offrir pour expliquer la genèse des nævi, hypothèse cadrant parfaitement avec la théorie spinale de M. Brissaud. Selon la durée de l'infection, nous aurons une ou plusieurs cellules d'un neurotome intéressées, voire même un ou plusieurs neurotomes, d'où étendue plus ou moins considérable du nævus.

Selon que l'intoxication se manifestera à tel ou tel stade de la vie embryonnaire, tel ou tel étage sera lésé, d'où localisations différentes des nævi.

2° Faut-il voir, dans les nævi, une tare héréditaire, un souvenir lointain de la cellule qui parviendrait ainsi à un degré plus élevé, mais qui serait au contraire, pour l'individu, un signe de dégénérescence. L'hérédité souvent ne peut être mise en doute, témoin l'observation de notre maître et notre propre observation.

Notre maître, qui nous permet de le citer ici, est atteint d'un nævus pigmentaire pileux, de la grandeur d'une pièce de un franc et siégeant sur le dos de la main au niveau de l'articulation carpo-métacarpienne de l'index droit. Son grand-père paternel, nous a dit notre maître, était porteur du même nævus, ayant même dimension et même localisation. Ni les frères et sœurs de son père, ni ses propres frères et sœurs ne sont atteints de troubles cutanés quelconques.

Nous-même, possédons, au niveau de la 4e lombaire, un nævus pigmentaire, couleur café au lait, de deux à trois centimètres de longueur sur un de large, partant de la ligne médiane du côté droit, avec direction oblique par rapport à la colonne vertébrale, formant ainsi avec elle un angle à ouverture dirigée par en bas de 5o°

à 6o° environ. Notre grand-père maternel était porteur du même nævus avec même localisation et à peu près même dimension. Ma mère était seule enfant, mes frères et sœurs sont exempts de tout trouble cutané.

Bon nombre de cas semblables doivent exister, il suffirait de les rechercher. Ceux qui admettent la théorie de Darwin, expliqueront ces nævi par un retour de la cellule à l'état primitif. Quant à nous, nous supposerons que le premier nævus pigmentaire pileux, verruqueux ou vasculaire, etc., fut occasionné par une intoxication quelconque, amenant ainsi une tare héréditaire qui devait retentir sur les descendants. Certains animaux, le chien, le chat, le cheval, le mouton, en un mot tous ceux possédant un pelage formé de placards de poils aux couleurs différentes, dont la même disposition ne se retrouve chez deux bêtes de la même race, viennent donner un exemple frappant de l'influence de l'hérédité.

L'infection, d'une part, l'hérédité de l'autre, tels sont les deux facteurs qui doivent être incriminés.

3° Doit-on éliminer les émotions morales vives admises par les anciens. Un cas récent de vitiligo observé dans le service de M. Thibierge tendrait à faire adopter cette explication.

L'hypothèse, développée plus haut, n'en souffrirait nullement par l'adjonction de ce troisième facteur (Voir page 66).

Chez l'adulte, une violente émotion, une frayeur subite, tout choc moral, en un mot, peut entraîner après lui, la folie, l'idiotie, l'hystérie, etc. L'affinité étroite, qui existe entre les cellules cérébrales et les cellules médullaires, nous permet de rapporter à une origine identique, par action réflexe, les désordres médullaires supposés. Pour le fœtus, l'explication est plus difficile, le système nerveux de la mère n'étant nullement en relation avec le système nerveux de celui-ci. Cependant, comme, selon toutes probabilités, les troubles cérébraux émotifs, signalés plus haut, doivent être. sous la dépendance d'une irrigation cérébrale défectueuse, pourquoi des troubles vaso-moteurs de la mère avec répercussion sur le système vasculaire du fœtus, ne viendraient-ils pas influencer ses cellules médullaires en voie de développement ? (1).

En résumé, que ce soit l'intoxication ou l'infection, que ce soit l'hérédité, que ce soit un choc moral subit et violent éprouvé par la mère, les nævi nous semblent avoir dans leurs différentes modalités cliniques, un même processus pathologique : la malformation des cellules médullaires.

Nous terminerons en disant que l'hypothèse d'une malformation cellulaire qui explique, à nos yeux, l'origine des nævi, explique également les résultats infructueux de ceux qui ont cherché ou chercheront encore une lésion nerveuse avec le microscope. L'histologie doit faire des progrès, si elle veut dépister ces changements, ces perversions de fonction, ces malformations de la cellule nerveuse.

---

(1) Que dire également de ces taches congénitales de vitiligo, c'est-à-dire de ces décolorations par places de la peau, que l'on observe chez certains nègres, dont les négresses du Nouveau Cirque nous ont offert un si beau type (novembre 1898) ? Chez ces femmes, sur les bras notamment où les tâches noires sont moins confluentes que les taches blanches, on serait sur le point de se demander, si par hasard, on n'aurait pas affaire à une blanche atteinte de nombreux nævi pigmentaires. Une des trois causes citées plus haut, voire même les trois à la fois, pourraient être invoquées dans la genèse de ces décolorations de la peau.

Nous avions terminé en grande partie ce travail, lorsque M. Brissaud a eu l'obligeance de nous communiquer, avant de la livrer à la publicité, une leçon nous présentant le plus haut intérêt et intitulée : *La Métamérie dans les tropho-névroses* (29 novembre 1898). Dans cette leçon, M. Brissaud nous dit : « Le tégument dans son ensemble, est divisé, dès l'origine, en un certain nombre de départements superposés, et complètement indépendants des myélomères. Ces départements ou dermatomères se développent sponta-nément, sans subir aucune influence, et, c'est seulement dans une période tardive de la vie intra-utérine, qu'ils entrent en connexion avec les myélomères. La subordina-tion des dermatomères aux myélomères ne devient pas, pour cela, absolue. Aussi toute dermopathie n'est-elle pas pré-cédée de névropathie. Les maladies de la peau existent pour elles-mêmes et non par elles-mêmes. »

Pour cet auteur, chez l'embryon, une cause pathogène ne détermine pas une maladie qui, à son tour, produit une difformité ; la cause pathogène produit directement la diffor-mité. Les cellules du dermatomère relèvent d'un trouble autochtone nullement subordonné par conséquent à un trouble du myélomère.

Si nous acceptons, à la rigueur, l'hypothèse de M. Bris-saud, pour les nævi en forme de gants, de manchettes, c'est-à-dire nettement segmentaires, comment expliquer les nævi à métamérisation radiculaire, les nævi suivant un tra-jet nerveux et limité sur une partie de son territoire? Que penser également de l'apparition et du développement de poils chez l'homme au moment de l'adolescence et de la puberté? N'est-ce pas là de véritables nævi pileux?

L'évolution, soit en plus, soit en moins de notre organisme, est continuelle. Pour expliquer ces transformations, nous dirons que la peau, ainsi que les autres éléments de notre organisme, contient toutes les parties constituantes des malformations constatées ; suivant l'orientation, l'impulsion donnée à telle ou telle de ces parties, nous aurons une perturbation différente. Qu'une cause pathologique quelconque fasse évoluer dans tel ou tel sens les cellules nerveuses qui président à la nutrition des organes, la répercussion se traduira pour la peau, par exemple, par une évolution différente des cellules périphériques, par une trophonévrose cutanée. M. Brissaud voit dans ces différents troubles, et notamment dans les nævi, une preuve de l'abdication du rôle régulateur des fonctions nutritives du système nerveux, une manifestation d'indépendance absolue des métamères périphériques ; nous y verrons, au contraire, la preuve d'une modification de la cellule nerveuse entachée par l'hérédité ou transformée par une intoxication, que la malformation soit congénitale ou acquise. Nous nous sommes, du reste, suffisamment étendu sur cette hypothèse qui cadre avec tous les nævi, dont un certain nombre se trouve inexpliqué par l'hypothèse de M. Brissaud.

Il se peut que le lecteur ne partage pas nos opinions. Tant que l'anatomie pathologique n'aura dit le dernier mot sur cette affection, le champ est ouvert à l'hypothèse et à la discussion. Qu'il se rappelle seulement que, dans cette thèse, notre but a été d'expliquer, dans la mesure de notre possible, la topographie des nævi par une théorie naissante digne de la plus grande attention, du meilleur accueil, et peut-être aussi du plus brillant avenir.

CHAPITRE III

Observations.

Toutes nos observations se borneront à des schémas représentant la localisation de nævi que nous empruntons la plupart, soit au Musée de l'hôpital Saint-Louis, soit à l'Atlas d'Hutchinson, soit à des photographies que M. Thibierge a eu l'obligeance de nous communiquer.

Après avoir expliqué, pour chaque nævus, à quel territoire nerveux périphérique il correspond, nous essayerons de tirer une conclusion qui confirme la théorie émise plus haut.

Nous avons puisé, dans l'*Anatomie* de Testut (tome III, 4e édition) tous les détails que nous donnons sur les nerfs périphériques, et leur origine médullaire.

Comparant les territoires occupés par les nævi dans nos observations aux zones de Head, il nous a été toujours impossible de les superposer exactement.

Entre les champs cutanés de Head, déterminés par la méthode d'hyperesthésie, et ceux de Thornburn (voir *Semaine médicale*, 1er juillet 1896, et *Anatomie* de Testut, tome III, 4e édition) déterminés par la méthode d'anesthésie, sans parler des autres neurologistes anglais, la concordance n'est pas parfaite. Si la différence n'est pas si profonde, il est permis cependant de supposer que du jour où ces zones seront déterminées d'une façon définitive, certains de nos schémas qui ne peuvent cadrer, ni avec les topographies de Head, ni avec celles de Thornburn, pourront leur être rapportés. Thornburn, du reste, ne nous dit-il pas que les limites données à ces zones radiculaires ne représentent pas des lignes fixes, immuables, mais répondent à la forme la plus habituelle. La concordance, dira-t-on, n'étant pas parfaite, il est impossible de tirer des territoires de Head, une conclusion quelconque.

Head a formulé que ces territoires cutanés, affectés d'hyperesthésie, prenaient leur innervation centrale des mêmes segments médullaires qui président à l'innervation sensitive des viscères. Or, ces territoires cutanés de Head sont des métamères radiculaires, et non des dermatomères. C'est dire par là, qu'un même segment médullaire, tel que l'interprète cet auteur anglais, doit innerver plusieurs métamères radiculaires ; nous nous sommes suffisamment expliqué à ce sujet (voir page 5o et les suivantes). Par conséquent, un nævus, tout en n'occupant pas intégralement le territoire d'hyperesthésie cutané en rapport avec un viscère, pourra néanmoins dépendre, comme ce territoire, d'un même segment médullaire, dont l'étendue intéressée sera proportionnelle au nævus lui-même.

En d'autres termes, il ne faut voir, entre les champs cutanés occupés par les nævi et les zones décrites par Head, qu'une ressemblance de contours, qu'une forme analogue de métamère radiculaire. La superposition parfaite des territoires næviques et des territoires délimités par les auteurs anglais peut s'observer ; il y aura là, comme pour les lignes de Voigt, une simple coïncidence. Il n'en est pas moins vrai, que nous avons trouvé, dans ces topographies, une preuve indéniable de l'origine médullaire des nævi. Comme chez ces derniers, en effet, les contours de ces zones hyperesthésiques ou anesthésiques sont indépendants des territoires nerveux décrits dans les ouvrages d'anatomie. Or, Head en a conclu que ces zones correspondaient à des segments médullaires ; avec lui nous conclurons également, par analogie, que les territoires occupés par les nævi doivent correspondre à des segments médullaires.

OBSERVATION I. — *Nævus systématisé vasculaire* (HALLOPEAU). (Schéma emprunté au Musée de l'hôpital S¹-Louis. Moulage 1926.)

Ce nævus siège sur les territoires des nerfs suivants :

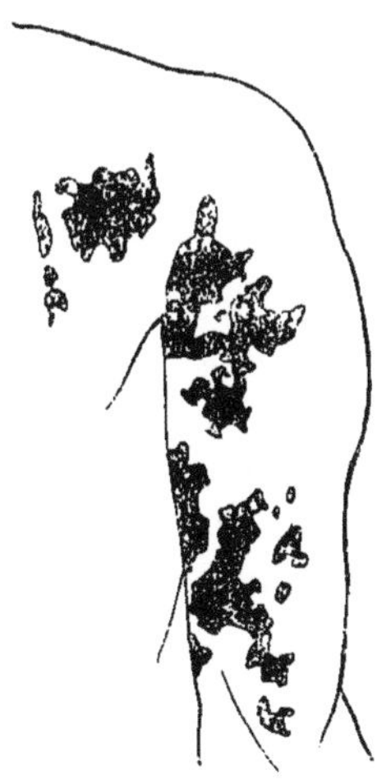

Accessoire du brachial cutané interne, branche collatérale descendante du plexus brachial (C^8, D^1)

Brachial cutané interne, branche terminale du plexus brachial (C^8, D^1).

Rameaux perforants latéraux des 3 premiers nerfs intercostaux.

Filets externes des rameaux perforants antérieurs des mêmes nerfs intercostaux.

Remarquons l'arrêt brusque du nævus dans sa partie située sur la face antéro-externe du thorax. Cet arrêt coïncide à peu près avec une ligne verticale passant par le milieu de la clavicule gauche et rasant le flanc du même côté.

FIG. 6.

L'anatomie de Testut nous dit que le 1er nerf intercostal n'a pas de rameau perforant latéral, et qu'il faut chercher son équivalent dans une partie des fibres nerveuses apportées au plexus brachial par la branche antérieure de la 1re paire dorsale et venant s'accoler ensuite au nerf brachial cutané interne ou à son accessoire. Le rameau perforant latéral du 2e nerf intercostal va se distribuer également non pas aux téguments du thorax, mais s'anastomoser avec l'accessoire du brachial cutané interne, et finalement s'épuiser dans la région interne du bras. Il envoie également un rameau anastomotique à la branche qui, de la 1re dorsale, se rend au plexus brachial. Enfin le rameau perforant latéral du 3e intercostal, après avoir abandonné un petit filet à la peau de la région mammaire, vient se distribuer ensuite à la peau de la face interne du bras, en s'anastomosant avec l'accessoire du brachial cutané interne.

Les 1er, 2e et 3e nerfs intercostaux correspondent aux 9e, 10e et 11e racines postérieures et, quoique ne faisant pas partie du plexus brachial, viennent renforcer les branches de ce plexus par leurs rameaux perforants latéraux comme si elles émanaient de ce plexus. Ces trois nerfs intercostaux innervent non seulement la région interne du bras, où siège le nævus, par leurs rameaux perforants latéraux, mais encore par les filets externes de leurs rameaux perforants antérieurs, apportent la sensibilité à la région antéro-interne du thorax, région précisément occupée par l'autre partie du nævus. On voit aussitôt la déduction qui en découle: accessoire du brachial cutané interne, brachial cutané interne, rameaux perforants latéraux et filets externes des rameaux perforants antérieurs des trois premiers intercostaux participent à un même trouble cutané, doivent avoir subi une modification quelconque dans leur origine qui doit être identique. Essayons de le prouver Ce trouble cutané appartient à un métamère radiculaire. Si la théorie de M. Brissaud est exacte, c'est-à-dire si le renflement cervical est une moelle surajoutée et réservée au bras et à ses dépendances (moignon de l'épaule, épaule et région des muscles prenant leur insertion sur le bras) tous ces nerfs prendraient naissance dans le renflement médullaire cervical qui s'étend de la 3e cervicale à la 3e dorsale M. Brissaud nous a dit, en outre, que cette moelle surajoutée était divisée en étages, et que chaque étage correspondait à un segment du bras, dont les parties les plus éloignées du tronc, comme la main, étaient en relation avec les parties les plus externes du renflement. Le bras et une partie de la région externe du thorax sont intéressés, la moitié interne du renflement cervical doit l'être également. Comme le nævus n'occupe pas en totalité la moitié supérieure du bras, ne leur forme pas un manchon, il siégera, avons-nous dit, sur un ou des métamères, radiculaires. Mais, ces métamères radiculaires ne sont nullement lésés dans leur totalité : les territoires de la face antéro-interne du bras pour l'accessoire du brachial cutané interne et le brachial cutané interne sont seuls en cause, et avec arrêt brusque au coude pour le brachial cutané interne ; les autres parties des champs cutanés, innervés par ces nerfs, sont indemnes. Les territoires des filets externes des rameaux perforants antérieurs sont aussi intéressés partiellement. Non seulement les territoires de ces nerfs ne sont pas totalement intéressés dans toute leur étendue transversale, mais encore dans toute leur étendue longitudinale. Peut-être les filets externes des rameaux perforants antérieurs font-ils exception pour l'étendue longitudinale. Il existe donc un arrêt net aux deux extrémités de la bande nævique, au coude et sur le thorax. Par la pensée, le bras placé dans la position transversale fait mieux ressortir ce que nous venons d'exprimer. Les anatomistes ne nous décrivent pas de filets nerveux ayant comme terminaison la limite de ce nævus. Il doit cependant en exister, mais ces filets, dernières ramifications, sans doute, de rameaux déjà très petits échappent à la dissection. Il ne viendra à l'idée de personne qu'une névrite périphérique pût expliquer de semblables troubles. Tandis qu'avec la théorie de la métamérie spinale tout s'éclaircit. Ce nævus (nous l'avons suffisamment fait comprendre) est, à la fois, à métamérisation radiculaire et spinale, par sa disposition en bande et son arrêt brusque en segment sur les territoires nerveux qui se continuent longitudinalement. Nous avons nettement localisé l'origine de ces troubles cutanés dans la moitié interne du renflement cervical gauche. Voyons maintenant comment il faut interpréter : 1°la disposition longitudinale du nævus avec espaces sains sur le trajet de la bande nævique ; 2° la disposition segmentaire de cette bande.

1° La disposition longitudinale provient de ce que plusieurs neurotomes, superposés, sont lésés sur une de leurs parties constituantes ; ce qui nous permet, peut-être, de préciser encore dans le renflement cervical les cellules atteintes. En effet, le bras placé dans la position transversale, si on le divise par la pensée en segments, la région interne du bras et, par conséquent, des segments sera comprise dans la partie la plus déclive, la plus inférieure de ces segments. Cette partie la plus déclive du dermatomère correspondra également aux cellules les plus inférieures du neurotome du renflement cervical. En résumé, région interne du bras et région antéro-externe du thorax (si l'on se figure un instant cette dernière région comme le prolongement naturel du bras) sont innervées par les cellules les plus inférieures des neurotomes de la moitié interne du renflement cervical.

Si maintenant ce territoire de la bande nævique n'est pas occupé en totalité par le nævus, l'hypothèse de la division du neurotome nous le fait comprendre. Les cellules les plus déclives de chaque neurotome n'ont pas toutes subi des malformations ; aux cellules transformées appartiennent les parcelles du segment modifié dans sa structure. Quant aux régions du membre inoccupées par le nævus, et appartenant au même segment que lui, l'explication est identique.

2° La disposition segmentaire de ce trouble cutané ne nous apprend rien qu'on ne sache déjà, pour la limite transversale du coude; et nous désignerons comme dernier neurotome touché, celui qui siège dans la région moyenne du renflement cervical.

La limite transversale de la région antérieure du thorax (limite supérieure) est beaucoup plus intéressante. Le nævus de cette région, a-t-on dit, correspond aux filets externes des rameaux perforants antérieurs des trois premiers nerfs intercostaux. Or, ces nerfs intercostaux envoient également, soit directement, soit par l'intermédiaire du plexus brachial, des nerfs cutanés au brachial cutané interne. N'est-il pas logique de rapporter à une même origine des nerfs qui innervent une même région, en un mot, voir dans les rameaux perforants latéraux et dans les filets externes des rameaux perforants antérieurs des intercostaux des troncs nerveux émanant du renflement cervical. Pour les rameaux perforants latéraux, il est inutile de donner de plus amples détails, tout plaide en faveur de cette hypothèse ; il suffit de se rappeler que les fibres nerveuses constituant une racine postérieure viennent de différents étages médullaires. Quant aux filets externes des rameaux perforants antérieurs, bien que ce soit plus difficile tout d'abord d'admettre cette explication, il ne nous paraît pas douteux qu'il en soit ainsi. Tout d'abord, remarquons que le nævus, localisé sur le thorax, siège sur des téguments dont les muscles sous-jacents prennent une de leurs insertions sur le bras. Il fait donc partie de ce bras. La région dorsale externe de l'épaule (omoplate) est innervée par le circonflexe, branche du plexus brachial ; pourquoi ne pas admettre que la face antérieure de l'épaule ou pectorale soit innervée par des nerfs issus d'une région médullaire identique ? Il est nécessaire maintenant d'expliquer ce qu'on entend par renflement cervical. Il faut y voir, nous dit M. Brissaud, une moelle surajoutée dont la superposition des étages est parallèle à la moelle primitive, tandis que les segments de la moelle proprement dite sont transversaux, par rapport à son axe. Par conséquent, étages de la moelle surajoutée du renflement cervical, et étages de la moelle proprement dite sont tout différents par la direction de leur stratification. D'où cette conclusion logique : les nerfs auxquels ils donnent naissance doivent innerver des territoires tout à fait indépendants. Cette petite digression fera comprendre pourquoi le nævus siégeant sur la région thoracique a pour limite une ligne parallèle à l'axe de corps. Si nous supposons, en effet, que les filets externes des rameaux perforants antérieurs des trois premiers nerfs intercostaux viennent des cellules de la région la plus interne (c'est-à-dire la plus proche de la moelle proprement dite) du renflement cervical, les territoires de ces filets appartenant à une moelle à segments parallèles à l'axe du corps, auront, comme limite, une ligne verticale parallèle au même axe. Cette hypothèse nous explique encore pourquoi le nævus n'a pas occupé d'autres parcelles des territoires des trois premiers intercostaux. La différence d'orientation dans la segmentation a servi de barrière, ou plutôt le développement de la moelle principale et de la moelle surajoutée a dû se faire à des époques différentes, de telle sorte que la cause pathologique, qui devait transformer les cellules à l'état embryonnaire de cette dernière, n'a pu influencer les cellules, sans doute déjà formées, de la moelle proprement dite. Elle nous permet aussi de localiser l'origine médullaire des autres fibres nerveuses des trois nerfs intercostaux dans la moelle proprement dite.

Pour nous résumer, tous les territoires nerveux, sur lesquels siège le nævus, tirent leur influx nerveux de neurotomes situés dans la moitié interne du renflement cervical, et dans ces neurotomes, les cellules du plan le plus inférieur, quelle que soit du reste la racine postérieure à laquelle appartiennent ces territoires.

Ce raisonnement un peu long nous conduit à cette autre déduction. Nous avons supposé le bras et l'épaule (région de l'omoplate et région antéro-latérale supérieure du thorax) comme faisant partie d'un membre surajouté au tronc.

S'il en est ainsi, le nerf sus-acromial du plexus cervical, émanant de la 4ᵉ cervicale et innervant les régions supérieure, postéro-supérieure, antéro-externe supérieure du moignon de l'épaule, aura comme origine les cellules les plus élevées des neurotomes de la moelle surajoutée cervivale.

Telle serait l'origine du nævus que représente la figure, trouble cutané qui nous a permis de synthétiser l'origine des nerfs innervant l'épaule et le bras. Nous laissons aux neurologistes le soin de vérifier notre hypothèse.

OBSERVATION II. — *Nævus pigmentaire pileux de l'épaule* (HALLOPEAU). (Schéma emprunté au Musée de l'hôpital Saint-Louis. Moulage 1049, Collection générale.)

Les parties saines, incluses dans ce nævus, ne sont pas figurées sur le schéma.

Il correspond en entier au territoire du circonflexe, branche terminale du plexus brachial (C^5, C^6). Les cellules impressionnées

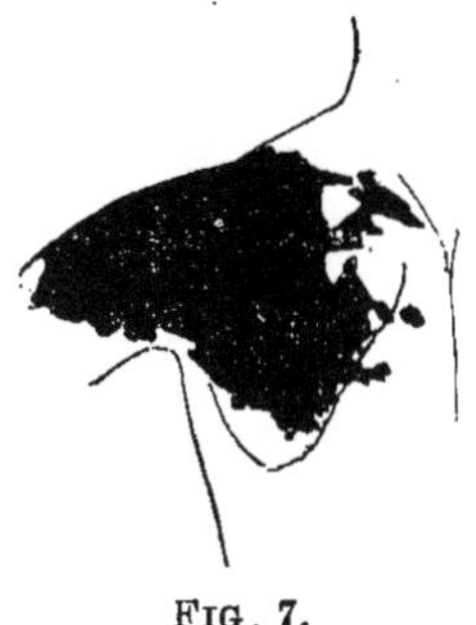

Fig. 7.

siégeront dans les étages les plus internes du renflement cervical.

OBSERVATION III. — *Nævus kérato-pilaire limité au territoire du cubital* (HALLOPEAU). (Schéma emprunté au moulage 1548 du Musée de l'hôpital Saint-Louis, Collection générale.)

Ce nævus suit les territoires des nerfs suivants :
Brachial cutané interne (C^8, D^1) pour l'avant-bras ; Cubital (C^8, D^1) pour la main.
M. Hallopeau nous dit que ce nævus suit le trajet du cubital.

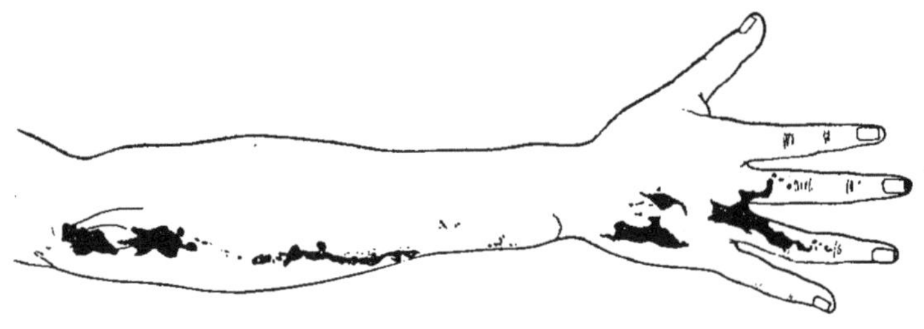

Fig. 8.

Or, l'innervation périphérique de la région dorsale interne de l'avant-bras appartient au brachial cutané interne et non au cubital. Quelle influence pourrait avoir ici ce nerf se distribuant seulement aux parties profondes ? A la main seule, le cubital aboutit à la peau par son rameau terminal, le nerf cutané dorsal de la main. En revanche, nous trouvons que ce nævus occupe, tout d'abord, au niveau des deux placards situés au-dessous du coude, une partie de la sphère d'action de la branche postérieure ou épitrochléenne du brachial cutané interne. Il semble ensuite disparaître et n'est plus représenté que par un léger pointillé en se rapprochant du bord interne. Au moment où il redevient plus visible, il correspond exactement, sur une partie de son trajet, à un des rameaux postérieurs de la branche antérieure du brachial cutané interne., Au niveau du tiers inférieur de l'avant-bras, ce rameau envoie un petit filet nerveux, auquel répond encore une traînée nævique représentée par un léger pointillé situé dans une région un peu plus externe. A la main, il siège sur le territoire de plusieurs ramifications du cubital.

Cette observation nous a semblé démontrer, d'une façon indéniable, l'intervention nerveuse dans ces troubles cutanés. En outre, une névrite, qui intéresserait, à la fois, non seulement plusieurs troncs dans certaines de leurs ramifications, mais un segment quelconque de ces ramifications à l'exclusion de leurs prolongements, est impossible. Du moment que la fibre nerveuse est lésée en un point de son trajet, toute la portion de cette fibre, située au-dessous, n'étant plus en rapport avec son centre nutritif, perdra ses propriétés, subira la dégénérescence.

Il nous faut donc forcément admettre que la lésion siège plus haut, c'est-à-dire dans le centre d'innervation qui est la moelle. Ayant affaire à un trouble radiculaire, nous supposerons que plusieurs neurotomes sont lésés partiellement et ont, comme siège, la moitié externe du renflement cervical.

Observation IV. — *Nævus verruqueux* (Feulard). (Schéma emprunté au Musée de l'hôpital Saint-Louis. Moulage 1568, Collection générale.)

Ce nævus correspond aux territoires :

D'une partie des rameaux cutanés externes du radial, pour l'avant-bras, et d'une très petite partie des terminaisons de sa branche antérieure ou cutanée, pour la main (C^5, C^6, C^7, C^8).

D'un des rameaux postérieurs du musculo-cutané (C^5, C^6).

Là encore le trajet suivi par le nævus est assez bien superposable à des branches nerveuses, divisions des nerfs ci-dessus nommés.

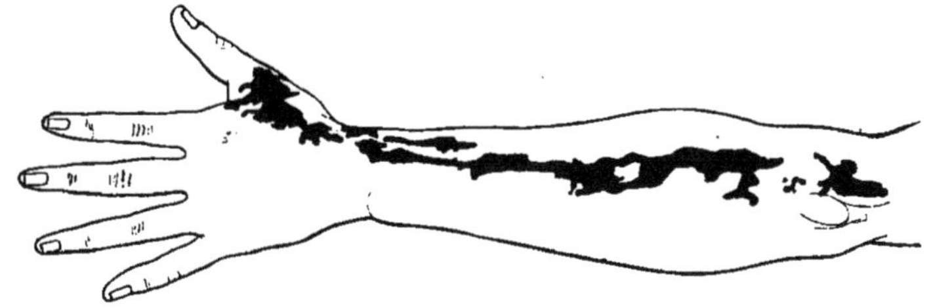

FIG. 9.

Nous localiserons comme précédemment l'origine de ce nævus dans les neurotomes situés dans la moitié externe du renflement cervical.

Observation V. — *Nævus verruqueux hypertrophique pigmentaire chez un nouveau-né* (Porak). (Schéma emprunté au Musée de l'hôpital Saint-Louis. Moulage 1020, Collection générale.)

Sont coupés transversalement les territoires du : Nerf circonflexe, branche terminale du plexus brachial (C^5, C^6).

L'accessoire du brachial cutané interne, branche collatérale du même plexus (C^8, D^1).

Brachial cutané interne, branche terminale (C^8, D^1).

Musculo-cutané (C^5, C^6).

Radial (C^5, C^6, C^7, C^8).

Nous avons là un bel exemple de trouble segmentaire. Nous supposerons que plusieurs dermatomères superposés sont inté-ressés et correspondent à plusieurs neurotomes également super-

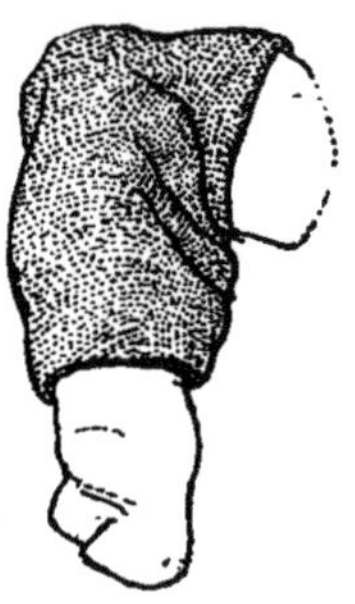

Fig. 10.

posés et lésés dans toute leur étendue, dont le siège serait dans la partie moyenne du renflement cervical de la moelle surajoutée seulement.

Observation VI. — *Nævus verruqueux systématisé ichtyosiforme* (Fournier). Schéma emprunté au Musée de l'hôpital Saint-Louis. Moulage 845, Collection générale.)

Correspond à peu près symétriquement aux territoires du :
Rameau fessier du grand abdomino-génital, branche collaté-rale du plexus lombaire.
Branches postérieures des nerfs sacrés.
Branches cutanées du plexus coccygien.
Petit sciatique, branche collatérale postérieure du plexus sacré.
Fémoro-cutané, branche collatérale du plexus lombaire.
Obturateur, branche terminale du plexus lombaire.
Les traînées linéaires du nævus, représenté dans cette figure, ne correspondent à aucun trajet nerveux connu, à moins d'admettre des anastomoses, non décrites, entre les dernières branches nerveuses des régions cutanées de la fesse et de la cuisse. Török, qui a fait

connaître à M. Hallopeau quelle serait l'opinion de Philippson sur les traînées de ce moulage et de plusieurs autres que nous représentons à la suite, prétend que cette distribution du nævus correspondrait bien réellement au trajet des lignes de Voigt. Si nous consultons les champs cutanés innervés par les nerfs de cette région (Testut, tome III, 4e édition, page 232), fémoro-cutané, sciatique, obturateur, nous remarquons que ces traînées næviques

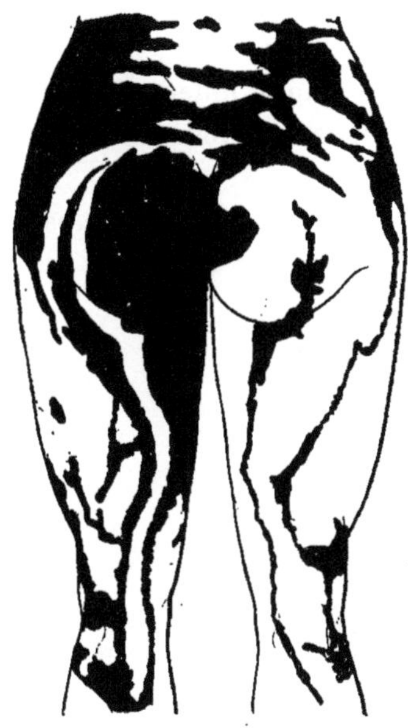

FIG. 11.

ne répondent à la ligne intermédiaire aux sphères de distribution de ces nerfs que dans une partie très minime. La théorie de Philippson ne serait donc pas applicable à ce cas, et en supposant qu'elle le soit, comment expliquerait-elle les autres localisations du nævus. Tandis que dans notre hypothèse, tout se comprend. Les téguments intéressés de la région postérieure appartiennent à la région postérieure de la région lombo-sacrée, des fesses et de la cuisse. Ce segment périphérique doit correspondre à un segment plus ou moins étendu de la moelle, que nous supposerons situé dans le renflement lombaire (moelle surajoutée) et la moelle proprement dite juxtaposée à ce renflement, dont les différents neurotomes seront intéressés partiellement.

OBSERVATION VII. — *Nævus verruqueux systématisé face postérieure des cuisses et des parties génitales* (VIDAL). (Schéma emprunté au Musée de l'hôpital Saint-Louis. Moulage 976, Collection générale.)

Appartient aux champs d'innervation du :

Rameau fessier du grand abdomino-génital, branche du plexus lombaire.

Branches postérieures des nerfs lombaires.

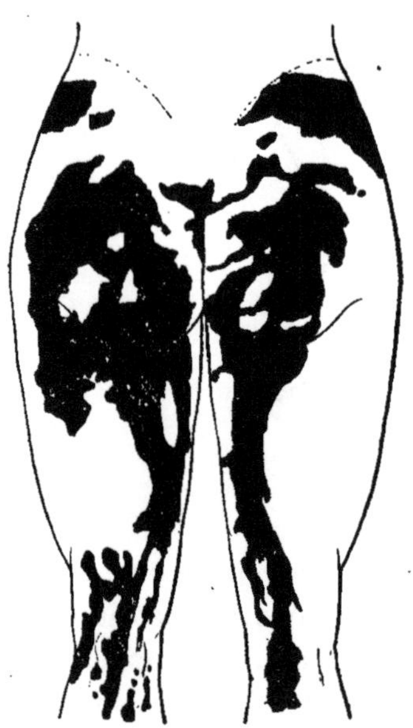
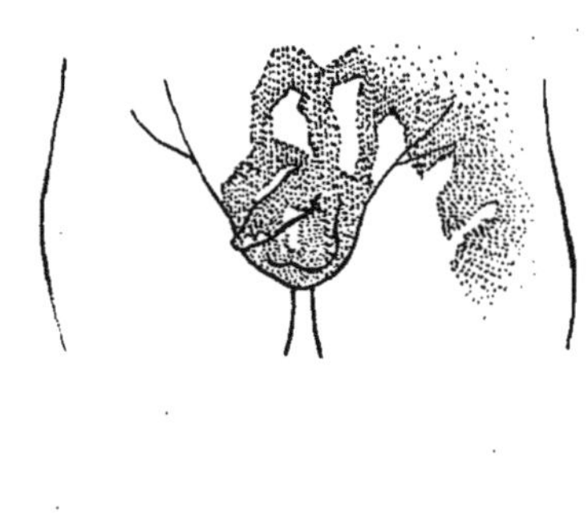

FIG. 13.   FIG. 14.

Branches postérieures des nerfs sacrés.
Branches cutanées du plexus coccygien.

Petit sciatique, collatérale postérieure du plexus sacré.

Obturateur, branche terminale du plexus lombaire.

Pour les fesses et les cuisses :

Fémoro-cutané gauche, branche du plexus lombaire.

Génito-crurale, branche du même plexus.

Petit abdomino-génital, branche du même plexus.

Grand abdomino-génital, branche du même plexus.

Génito-crural, branche du même plexus.

Pour les organes génitaux et le côté externe de la région antérieure et supérieure de la cuisse gauche.

Encore une traînée nævique qui correspond très imparfaitement aux lignes de Voigt, en dépit de l'opinion de Török. Nous ferons intervenir la même explication que précédemment, et localiserons le siège des neurotomes lésés dans la moitié interne de la moelle surajoutée du renflement lombaire surtout, et dans la moelle proprement dite adjacente à ce renflement.

OBSERVATION VIII. — *Nævus verruqueux, zostéroïde systématisé* (BESNIER). Schéma emprunté au Musée de l'hôpital Saint-Louis. Moulage 1478, Collection générale.) (V. fig. 15.)

Sont lésés les territoires des :

Branches cutanées du plexus coccygien.

Petit sciatique, branche collatérale du plexus sacré.

Encore ici deux traînées qui, d'après Török, correspondraient aux lignes de Voigt, et qui, d'après Testut, n'y répondraient que dans une étendue insignifiante. Tout ce qui a été dit dans l'observation précédente peut être répété pour ce nævus.

OBSERVATION IX. — *Nævus systématisé de la cuisse droite, verruqueux unilatéral* (MERKLEN). (Schéma emprunté au Musée de l'hôpital Saint-Louis. Moulage 1381, Collection générale.) (V. fig. 16.)

Il a pour siège les territoires des :

Rameaux génitaux du plexus lombaire.

Obturateur, branche terminale du plexus lombaire.

Crural, branche terminale du même plexus.

Rameau crural du génito-crural, branche collatérale du même plexus.

Ce nævus, dans son trajet, suit assez exactement les lignes de Voigt, c'est-à-dire, la ligne intermédiaire aux sphères de distri-

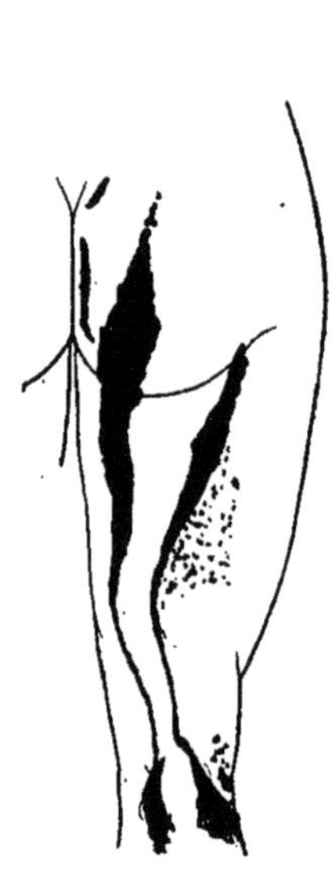

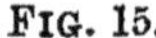

FIG. 15.

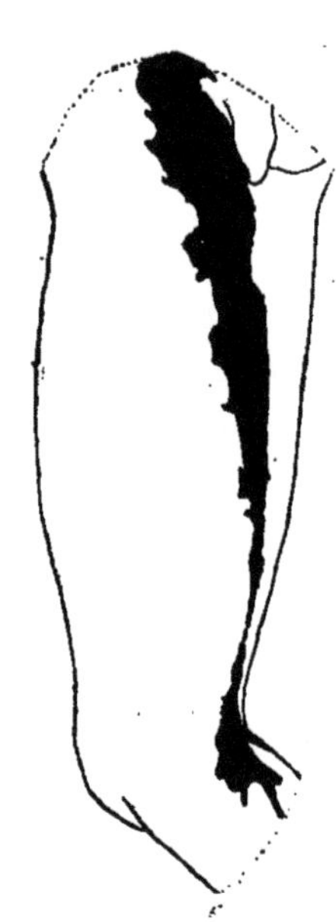

FIG. 16.

bution du rameau crural du génito-crural et du crural pour la face antérieure de la cuisse ; des rameaux génitaux du plexus lombaire et de l'obturateur pour la face postéro-interne. Nous n'y verrons qu'une simple coïncidence et rattacherons encore ce trouble tégumentaire, avec distribution métamérique radiculaire, à des malformations cellulaires, siégeant dans les neurotomes de la région médiane de la moelle lombaire surajoutée seulement.

OBSERVATION X. — *Nævus pigmentaire verruqueux et pileux, côté droit.* (Observation personnelle prise dans le service de M. Hayem, salle Béhier, lit n° 23.) (V. fig. 17.)

Il siège sur la face externe et inférieure de la cuisse droite, au niveau du tiers inférieur du territoire du nerf fémoro-cutané, branche collatérale du plexus lombaire. Ce nævus est à métamérisation à la fois radiculaire et spinale; il dépendrait des cellules de la région médiane du renflement lombaire.

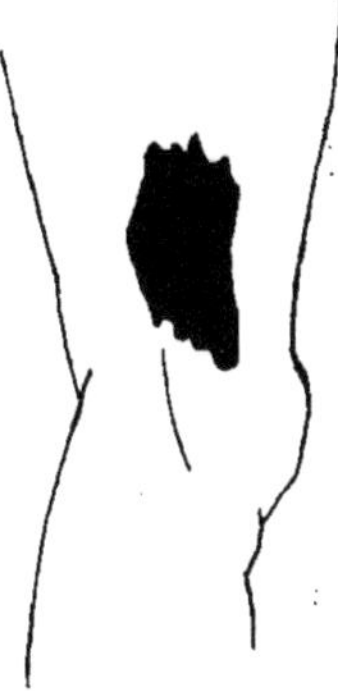
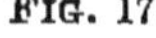
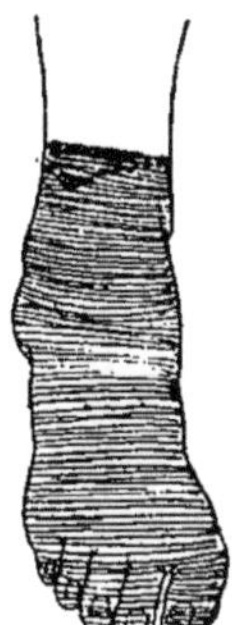

FIG. 17.   FIG. 18.

OBSERVATION XI. — *Nævus hypertrophique pigmentaire latéral, pied droit* (BESNIER). (Schéma emprunté au Musée de l'hôpital Saint-Louis. Moulage 952, Collection générale.) (V. fig. 18.)

Ce nævus correspond aux territoires des nerfs suivants :
Saphène interne, dans ses filets terminaux (plexus lombaire).
Cutané péronier, dans ses filets terminaux (plexus sacré).
Saphène externe, en grande partie (plexus sacré).
Musculo-cutané du sciatique poplité externe, en totalité (plexus sacré).
Tibial antérieur, dans une très minime partie (plexus sacré.)
Plantaire externe, dans une très minime partie (plexus sacré)
Plantaire, dans une très minime partie (plexus sacré).

Le nævus occupe les faces antérieures et latérales du pied et de la partie inférieure de la jambe. Les faces plantaire et postérieure sont respectées. Remarquons l'arrêt brusque du nævus. Il est donc, à la fois, à distribution métamérique radiculaire et spinale. Nous supposerons que les cellules des neurotomes les plus externes du renflement lombaire droit ont subi une malformation. D'après M. Cestan ces cellules les plus externes du renflement lombaire seraient situées au niveau de la dernière lombaire et la première sacrée.

OBSERVATION XII. — *Nævus papuleux corné hémiplégique et systématique, main droite, côté droit du crâne* (BESNIER). (Schéma emprunté au Musée de l'hôpital Saint-Louis. Moulage 982, Collection générale.)

Ces lésions correspondent, pour la main et le poignet :

A une grande partie du territoire du médian et à tout celui de son rameau cutané palmaire (C^6, C^7, C^8, D^1).

A une petite languette du territoire du cubital et à tout son rameau cutané palmaire (C^8 D^1).

A une très petite portion du territoire du brachial-cutané interne (C^8 D^1) et du musculo-cutané (C^5 C^6).

Pour la tête :

A une partie du territoire innervé par les branches postérieures des nerfs cervicaux, notamment par le nerf occipital d'Arnold (C^1 C^2).

A une partie du territoire innervé par le plexus cervical superficiel : Auriculaire (C^2, C^3), mastoïdienne et petite·mastoïdienne (C^2) transverse (C^2, C^3).

A l'auriculo-temporale, branche collatérale du maxillaire inférieur.

Notons immédiatement la différence qui existe entre l'anatomie de Testut et l'anatomie de Morel. Tandis que pour le premier auteur la partie du nævus située en avant et au-dessus de l'oreille serait du domaine du maxillaire inférieur, pour le second auteur

l'auriculaire et la mastoïdienne du plexus cervical superficiel vien-
draient l'innerver. Remarquons également que les territoires des
branches sus-claviculaire et sus-acromiale tirant leur origine de
la quatrième cervicale ne sont pas intéressés.

Si le quatrième rhizomère n'est pas touché, cela ne veut pas

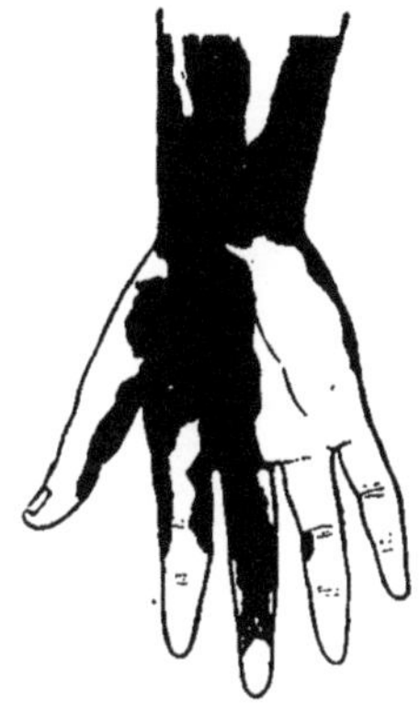

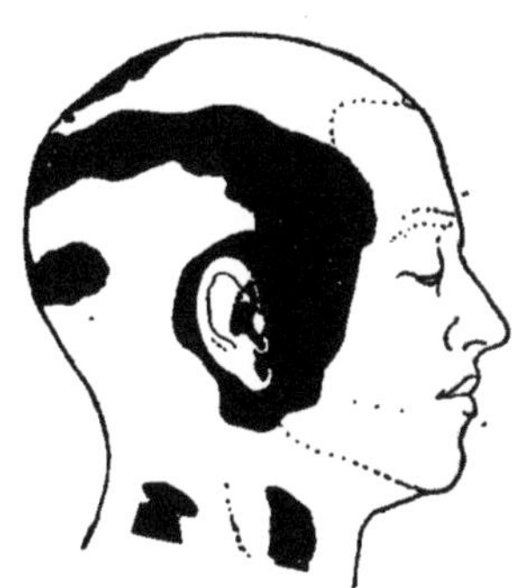

FIG. 19.   FIG. 20.

dire que le myélomère ou plutôt les myélomères correspondants
sont indemnes.

D'après notre théorie de la division du neurotome, les cellules
d'où ces branches tirent leur innervation ont été épargnées. En
d'autres termes, nous avons à la tête une série de parties de métamères radiculaires atteintes par le nævus, correspondant également-
ment à une série de neurotomes superposés, intéressés partiellement. Pour la main, les faits cliniques sont là pour justifier la
théorie de M. Brissaud, nous pouvons affirmer que les cellules
lésées, et par conséquent les neurotomes, ayant affaire ici à des
métamères radiculaires, sont situés au niveau de la partie la plus
externe du renflement cervical droit.

OBSERVATION XIII. — *Nævus verruqueux latéral gauche du cuir chevelu* (BESNIER). (Schéma emprunté au Musée de l'hôpital Saint-Louis. Moulage 798, Collection générale.)

Ce nævus correspond au territoire de la branche temporo-faciale du nerf facial, laquelle branche temporo-faciale reçoit une anasto-

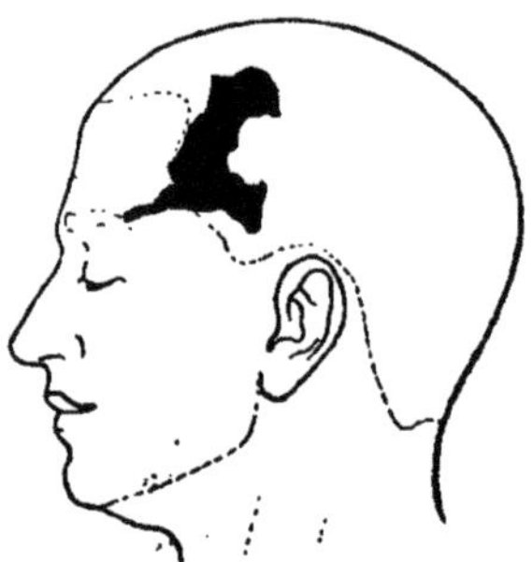

FIG. 21.

mose de l'auriculo-temporale qui vient du maxillaire inférieur.

Là encore Testut et Morel ne sont pas d'accord.

Le premier localise le nævus dans le territoire du maxillaire inférieur. Le second le ferait appartenir à un rameau terminal de la branche mastoïdienne du plexus cervical superficiel.

OBSERVATION XIV. — *Nævus verruqueux unilatéral chez un enfant de 6 ans.* (Schéma emprunté à une photographie du Dr LESUR, de la Montagne Blanche (Ile Maurice), que M. Thibierge à eu l'obligeance de nous communiquer.) (V. fig. 22 et 23.)

Ce nævus est complètement unilatéral, et par sa distribution appartient à des métamères radiculaires. Nous supposerons la moelle intéressée dans tous ses segments du côté droit.

Les trois observations suivantes représentent des nævi localisés sur le tronc. Une est personnelle, les deux autres sont empruntées à l'Atlas d'Hutchinson, mis gracieusement à notre disposition par M. Thibierge.

Nous nous contenterons de les reproduire. Pour leur

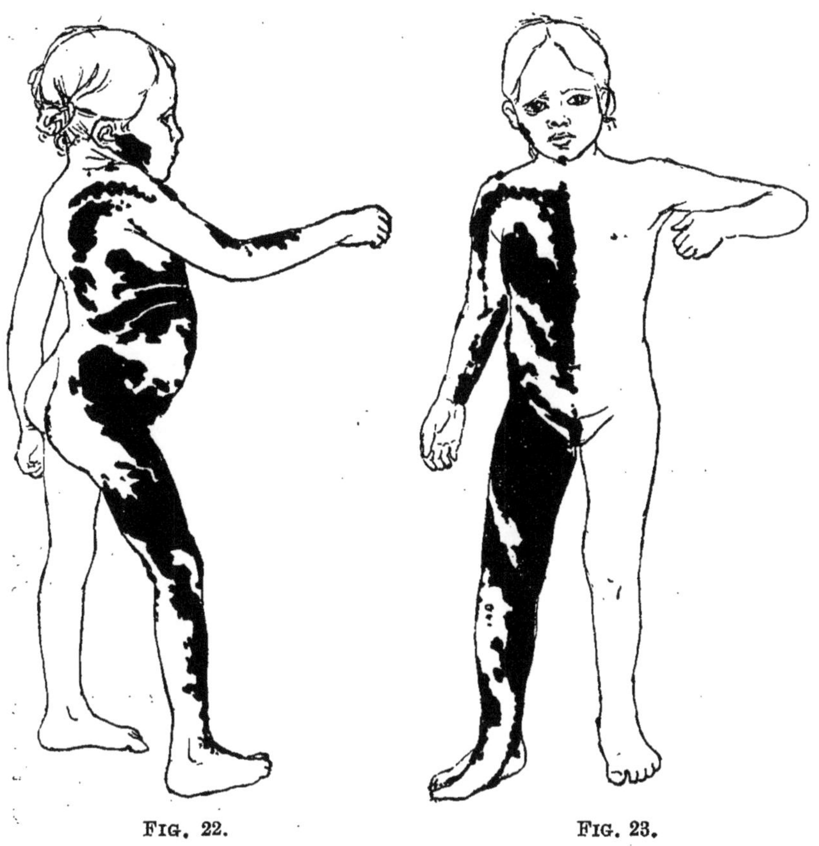

FIG. 22.   FIG. 23.

interprétation on devra se reporter, soit aux observations précédentes, soit au paragraphe où se trouve développée la théorie de la métamérie spinale.

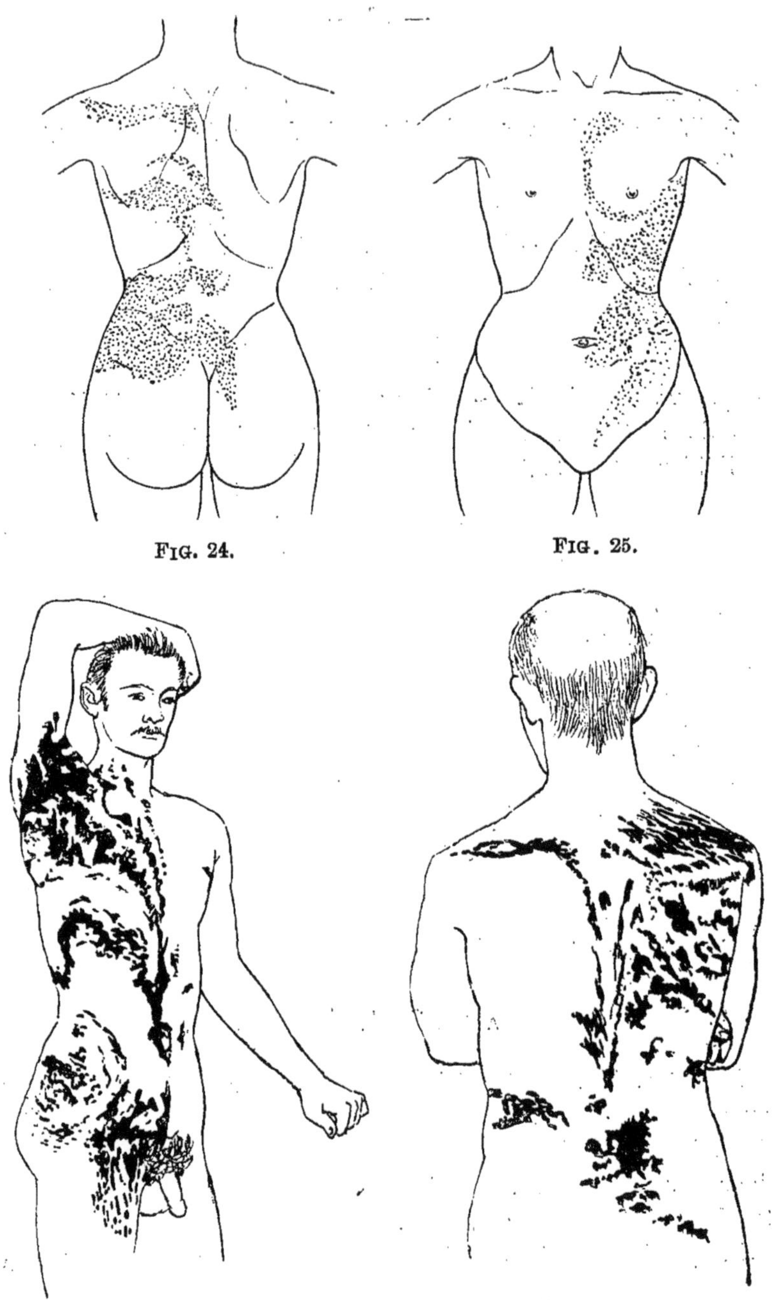

FIG. 24.

FIG. 25.

FIG. 26.

FIG. 27.

OBSERVATION XV. — *Ichtyosis herpetiformis*. (Schéma emprunté à l'Atlas d'HUTCHINSON, Plate XLVI). (Voir figure 24 et figure 25.)

OBSERVATION XVI. — *Ichtyosis herpetiformis*. (Schéma emprunté à l'Atlas d'HUTCHINSON, Plate CXXXII). (Voir figure 26 et figure 27.)

OBSERVATION XVII. — *Nævus pigmentaire zostériforme.* (Observation personnelle prise dans le service de M. HAYEM, salle Béhier, lit n° 32.)

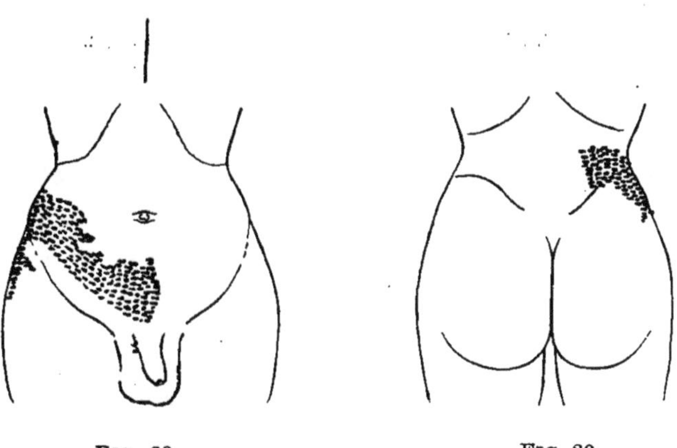

FIG. 28.   FIG. 29.

OBSERVATION XVIII (Personnelle).

Nous terminons cette série de schémas par celui d'un vitiligo survenu brusquement dans l'espace de huit à dix jours, à la suite d'une forte perte d'argent, chez un malade que nous avons observé dans le service de M. Thibierge, et entré à l'hôpital pour ce trouble cutané seulement.

Les parties colorées en noir correspondent à l'hyperchromie des

téguments ; celles en blanc à leur achromie. A la face l'hyperchromie est représentée par un pointillé. Bien que cette affection n'ait

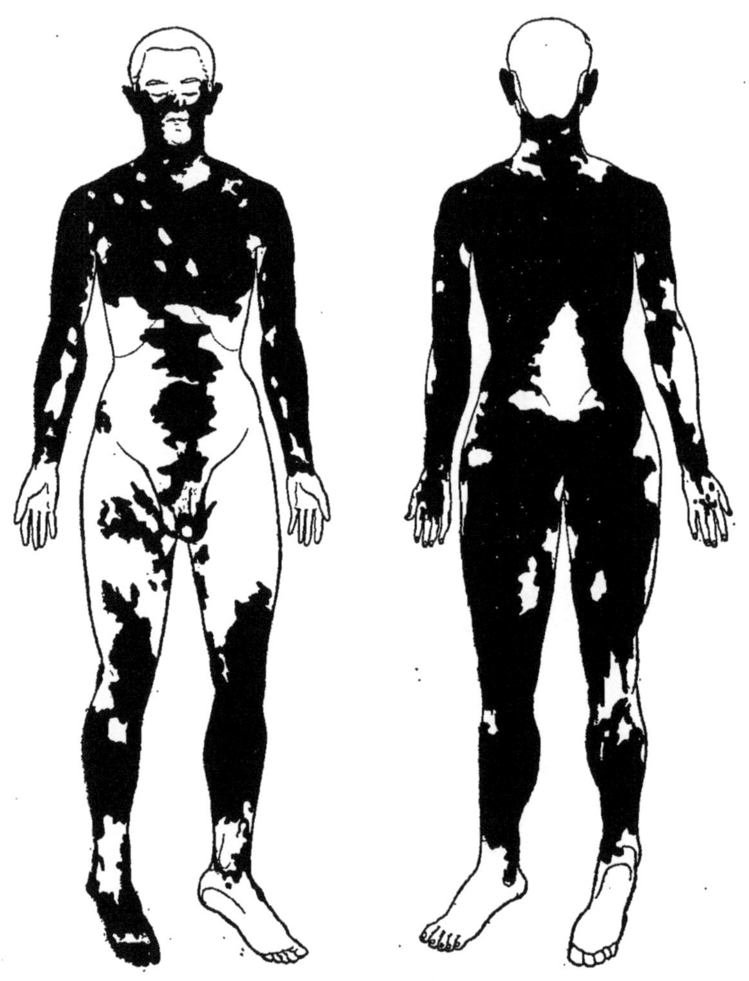

Fig. 30. Fig. 31.

aucun rapport, par son étiologie, avec les nævi, par l'hyperpig-
mentation, par sa pathogénie et sa topographie, elle s'en rap-

proche beaucoup, et semble nous montrer d'une façon indéniable

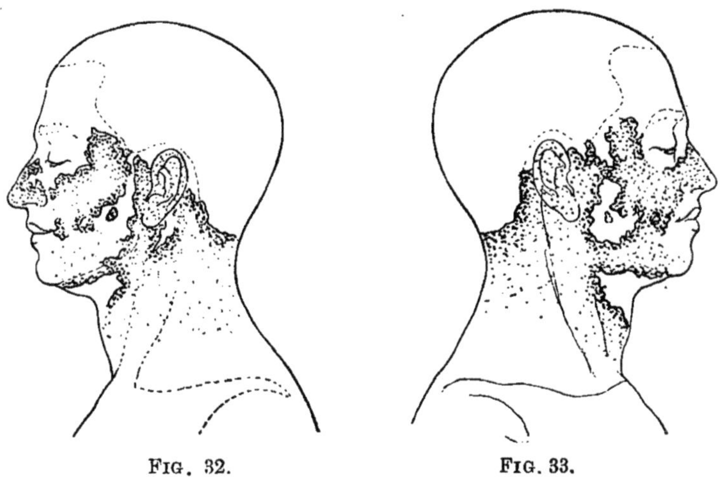

FIG. 32. FIG. 33.

l'influence nerveuse centrale aussi bien dans les nævi que dans
le vitiligo.

CONCLUSIONS

Les téguments et la moelle sont divisés en étages ou métamères superposés, appelés dermatomères d'une part, neurotomes ou myélomères d'autre part.

Chaque neurotome, dans les premiers jours de la vie embryonnaire, est au même niveau que le dermatomère correspondant. L'ascension de la moelle vient détruire cette juxtaposition.

Les neurotomes se mettent en rapport avec les dermatomères par l'intermédiaire des racines postérieures, disposées également en étages le long de l'axe médullaire, et qu'on désigne sous le nom de rhizomères. Les fibres nerveuses, qui forment ces rhizomères, ont comme origine des cellules situées dans plusieurs neurotomes superposés.

Le rhizomère donne également naissance à un métamère périphérique, appelé métamère radiculaire. Rhizomères et métamères radiculaires d'une part, myélomères et dermatomères d'autre part, forment des métamérisations tout à fait différentes.

Les nævi correspondent tantôt à des dermatomères, tantôt à des métamères radiculaires, le plus souvent aux deux à la fois.

Ces différentes dispositions, affectées par les nævi, s'expliqueraient par un trouble des cellules médullaires, siégeant à des hauteurs différentes dans la moelle et intéressant soit en totalité, soit en partie, un ou plusieurs neurotomes.

Quant au nævus proprement dit, il serait le résultat d'une malformation des cellules nerveuses, malformation due à des intoxications, à l'hérédité, peut-être aussi à des impressions morales vives éprouvées par la mère.

BIBLIOGRAPHIE

Albers-Schœnberg. — Beitrag zur Kenntnis des Papilloma Neuropa
thicum. *Deutsch. med. Wochensch.*, 1895, 30 mai.

Alexander. — Nævus linéaire. *Soc. dermat.* Berlin, 1895, Bd. II, S. 343.
Mercredi médical, 7 août 1895, p. 384.

Alibert. — *Nosographie naturelle*, p. 351. Paris, 1817, p. 334, t. I.

Arnozan. — Epilepsie jacksonnienne et nævus. *Soc. d'anat. et de physiol.*
de Bordeaux, 17 juin 1895. *Mercredi médical*, 26 juin 1895, p. 307.

Babinski. — *Traité de Médecine*, t. VI, Névrite, p. 682.

Bablot. — *Dissertation sur le pouvoir de l'imagination des femmes enceintes.*
Paris, 1788.

Barthélémy. — Deux observations de nævi zoniformes lisses, l'un pigmentaire, l'autre vasculaire. *Annales de dermatologie*, 1877, p. 280.

Billroth. — Nævi pigmentaires recouverts de poils. Soc. de Méd. de
Vienne, 29 mai 1891. *Sem. méd.*, 3 juin 1891, p. 232.

Bœrensprung. — In *Arch. f. Anat. and Physiol.*, n° 4, 1865, et *Cans-
tatt's Jahresch.*, 1854, t. IV, p. 128.

Bœrensprung-Arndt. — Nævius unius lateris. *Charité Annalen*, 1863,
t. XI, S. 91.

Bouchard. — *Gaz. des hôpit.*, 1869.

Bouchut. — *Traité pratique des maladies des nouveau-nés et des enfants
à la mamelle*, 7e édit., Paris, 1878.

Brissaud. — Zona et métamères. *Bulletin médical*, 8 janvier, p. 27, 26
janvier, p.87, 1896. Sur la distribution métamérique du zona de membres.
Presse médicale, p. 17, 71, 72, 1896. Les symptômes de topographie métamérique aux membres. *Semaine médicale*, p. 385, 1898. — *Leçon sur la
métamérie dans les trophonévroses*, 29 novembre 1898.

Brocq et **Rivet**. — Observation de nævus verrucosus unius lateris.
Ann. de derm., oct. 1883, p. 596.

Butruille. — Ichtyose nigricans, suivant le trajet des nerfs profonds des
membres inférieurs. *Bull. médic. du Nord*, mai 1897. *Ann. de derm.*,
nov. 1887, p. 705.

Cazenave et **Schedel**. — *Abrégé pratique des maladies de la peau*, p. 654,
année 1858.

Chandelux. — Observation pour servir à l'histoire des lésions nerveuses du zona. *Arch. de physiol.*, 1876, p. 674.

Charcot et **Bouchard** (*Traité de Médecine*). — Maladie de la peau par Thibierge. Nævi, p. 371, t. II.

Charcot et **Cotard**. — Sur un cas de zona du cou. *Mém. de la Soc. de biol.*, 1865, p. 41.

Cornil et **Ranvier**. — *Histologie pathologique*, t. I, p. 333.

Danielssen, Weidner Hailgh. — In thèse de Bertrand, Paris, 1875.

Debierre. — *La moelle épinière et l'encéphale*. Paris, 1894, p. 63.

Demangeon. — Considérations physiques sur le pouvoir de l'imagination maternelle durant la grossesse, inséré in *Bibliothèque médicale*, t. XVIII, 1807 ; et 2ᵉ : *De l'imagination considérée dans les effets directs sur l'homme et sur les animaux et dans les effets indirects sur le produit de la gestation*, 2ᵉ édition, Paris, 1829.

Dohrn. — « Studien zur Urgeschichte des Wirbelthierkörpers ». *Mittheil. aus der Zoolog. Station zu Neapel.*

Etienne. — Nævus pigmentaire développé sur le territoire du plexus cervical. *Soc. Dermat.*, 10 mai 1894. Des Nævi dans leurs rapports avec les territoires nerveux. *Nouvelle Iconographie de la Salpêtrière*, 1ᵉʳ juillet 1897.

Farabeuf. — Art. Moelle épinière in *Dict. encyclop. des Sciences méd.*, 2ᵉ série, t. VIII, p. 278.

Féré. — Sensation et Mouvement. *Etudes expérimentales de psychol. mécanique*, 1888.

Féré et **Bàtigue**. — Note sur un nouveau cas d'asphyxie locale des extrémités avec lésions cengénitales de la peau chez un épileptique. *Revue de Méd.*, nov. 1892, p. 891.

Filandreau. — *Etude sur les nævi et particul. les nævi pigmentaires*. Thèse de Paris, 28 janvier 1893.

Firmin. — Thèse de Paris, 1850.

Gailliard. — Nævus pigmentaire lichénoïde généralisé. *Annales de Dermatol. et de Syphil.*, 1880.

Galewski et **Schlossmann**. — Ueber nævus linearis. *Deutsche Arch. f. klin. Med.* 1896. Bd 58, p. 85.

Van Gehuchten et **de Buck**. — La Chromatolyse dans les Cornes antérieures de la moelle après désarticulatiou de la jambe et ses rapports avec les localisations motrices. *Journ. de neurol.*, 5 mars 1898.

Geoffroy-St-Hilaire. — *Histoire générale et particulière des anomalies de l'organisation chez les hommes et chez les animaux*, t. I, p. 328, 333, Paris, 1832.

Gérard. — Les difformités que les enfants apportent en naissant out-elles été déterminées par les impressions que les mères ont ressenties pendant leur grossesse. *Journal général de médecine, de chirurgie et de pharmacie*, janvier 1813, t. XLVI, p. 13.

Gerhardt, — Beobachtungen ueber neuropathisches Hautpapillom. *Jahrbuch. f. Kinderheilkunde*, N. F., Bd. IV. Leipzig, 1871.

Grosjean. — Diverses théories sur la nature et la pathogénie du zona. *Gazette des hôpitaux*, 5 et 12 févier 1898.

Guibout. — *Nouvelles leçons cliniques sur les maladies de la peau*, 1879.

Hallopeau. — Les nævi. *Progr. méd.*, 1891, t. II, p. 17. Nævus lichénoïde kératopilaire distribué suivant les trajets nerveux. *France méd.*, 1890, p. 758. Des Nævi, *Prog. méd.*, 1891.

Hallopeau et **Weil.** — Nævi systématisés métámériques. *Annales de derm.*, 1897.

Hardavay. — Klin. studien über das Papillom. der Haut. *Arch. f. Dermat.*, 1880, p. 387.

Head. — *Brain*, 1893. Paris, LXI-LXII, 1893.

Hensen. — Zur Entwicklung des Nervensystems. *Virchow's Archiv*, XXX, 1864.

Hertwig. — *Développement de l'homme et des vertèbres*, 3e édit., 1891, p. 1834.

His. — Die Entwicklung der ersten Nervenbahnen beim menschlichen. Embryo. *Arch. f. Anat. und Phys.* Anat. Abth., 1887.

Houssay. — Etudes d'embryologie sur les vertèbres. *Arch. de zool. expérim et génér.*, 1890, p. 187.

Hugues. — *Des Nævi pigmentaires*, Paris, 1890.

Hybord. — *Zona ophtalmique*. Th. de Paris, 1872.

Jacquin. — Mémoires et observations sur les marques ou taches de naissance, in *Journal général de médecine, de chirurgie et de pharmacie* t. XLIV, mai 1812, p. 121 et 242.

Kaposi. — Cité par DONGRADI. Th. de Paris, 1896, p. 15.

Laboulbène. — *Sur le nævus en général et sur une modification particulière et non décrite observée dans un nævus de la paupière inférieure.* Thèse de Paris, 1854.

Lavater. — *Des influences de l'imagination sur la formation de l'homme, sur sa physionomie et sur son caractère*, p. 165.

Leggatt. — *Med. Record*, 16 mars 1880, p. 290, et *Med. Record*, janvier 1887.

Leloir. — *Recherches cliniques sur les affections cutanées d'origine nerveuse.* Th. de Paris, 1881.

Leudet. — Recherches sur les troubles des nerfs périphériques consécutifs à l'asphyxie par la vapeur de charbon. *Arch. gén. de méd.*, 1865, p. 513 et suiv.

Manchot. — *Die Hautarterien der menschlichen Körpers*, 1889.

Marinesco. — Lettres d'Angleterre. *Semaine médicale*, 1er juillet 1896, p. 259.

Mayet. — *Gaz. méd. de Lyon*, 1er mars 1868, p. 105.

Morel. — *Traité d'anatomie*.

H. Muller. — Nævus pileux succédant sur place à un zoster thoracique. *Corr. Bl. f. Schweizer Œzte*, 15 avril 1889, p. 244. Nævus pigmentaire pileux de la moitié droite de la face. *Idem*, 15 avril 1889, p. 243.

Murat. — *Dictionnaire des Sciences médicales*, article Envie, t. XII, p. 338. Paris, 1815, et t. XVI, p. 67, article Fœtus (fractures intra-utérines).

M. Murray. — Nævus du membre supérieur gauche. *Med. Soc. of London*, 27 février 1893.

Nothnagel. — Trophische Störungen bei nevralgien. *Arch. der Heilkunde*, 1869, t. II, p. 37.

Nauche. — *Traité des maladies de l'utérus*, p. 435.

Rayer, Neumann, Hardy, Hebra, Kaposi, etc. — *Traité des maladies de la peau.*

Ory. — *Journ. de méd. de Paris*, 4 oct. 1889.

Parroud. — *Mem. de la Soc. des sciences méd.*, Lyon, 1866.

Pecirka. — Sur les papillomes de la peau. *Sborniku lekarskeho*, Prague, 1891.

Petersen. — Ein Fall von multiplen knaeueldrüsengeschwülsten unter dem Bilde eines Nævus verrucosus unius lateris. *Arch. f. Dermat. und Syph.*, 1892.

Peterson. — Ichtyose linéaire névropathique. *Journ. of cut. diseases*, févr. 1890.

Pitres et **Vaillard.** — *Arch. de Névrol.*, 1883, p. 213 et 290.

Pierquin. — *Journal de Verdun*, 1711, nov., p. 365, p. 151, année 1712.

Philippson. — Zwei Fælle von Ichthyosis cornea (hystrix) partialis. *Monatsheft; f. prakt. Dermat.*, Bd. XI, 5, 337.

Portal. — *Considérations sur la nature et le traitement des maladies de famille et des maladies héréditaires*, 3e édit., p. 5, Paris, 1814.

Remak. — *Untersuchungen über die Entwicklung der Wirbelthiere*. Berlin, 1850-1855.

Riesel. — In Th. de DOUGRADI. Paris, 1896, p. 13.

Rousseau. — *Du nævus kératosique*. Thèse de Bordeaux, novembre 1891-1892.

Sagemehl. — *Untersuchungen über die Entwicklung der Spinalnerven*, Dorpat, 1882.

Saalfeld. — Nævus verruqueux (nævus nerveux) bilatéral. *Dermat. Zeitschr.*, Bd. 1. *Riforma medica*, 9 février 1894, p. 394.

Samuel. — *Die Trophischen nerven.* Leipzig, 1866, p. 61.

Selhorst. — Nævus acnéiforme unilatéral. *Congrès de dermat. de Londres*, 1896.

Soheuber. — L'origine des nævi mous. (*Arch. f. Dermat. und Syphilis*, 1898), vol. XLIII et XLIV, p. 175.

Spiegelberg. — Ueber enim Fall von angeborener papillomatœser sogenannter neuropatischer Wareżnbildung. *Munch. med. Wochens.*, 1896.

Spietschka. — Ueber sogenannte Nervennævi. *Arch. f. Dermat. und Syph.*, Bd. XXVII, 1894.

Stedmann. — *Lecture faite à la section d'orthopédie de l'Académie de médecine de New-York*, décembre 1886.

Swieten (van). — *Commentaria in Hermanni Bœrhave aphorismos de cognoscendis et curandis morbis Parisiis*, 5 vol. 1771, t. III, § 1075, p. 406.

Testut. — *Traité d'anatomie*, t. III, 4e édit., 1898.

Thibierge. — Nævus acnéique à comédons. *Ann. de derm.*, 1896.

Variot. — Lésions de la peau dans la mélanodermie congénitale et dans le nævus pigmentaire circonscrit. *Soc. biol.*, 30 avril 1887, et *Ann. dermat.*, mai 1888, p. 338.

Verneuil. — Thèse de concours pour l'agrégation, p. 96 et 99. De l'herpès traumatique. *Mém. de la Soc. de biol.*, 1873, p. 15.

Vulpian. — *Appareil vaso-moteur*, t. II, p. 553.

Wagner. — *Arch. der Heilkunde*, 4e heft, Leipzig, 1870.

Werner et **Jadassohn**. — Kenntniss der systematischer Nævi. *Arch. f. Dermat. und Syph.*, 1895, t. CCCXXXI.

Work. — Maternel impression. *The medical News*. Philad., 27 oct. 1894, p. 451.

G. Wherry. — Congenital neuropathic Papilloma. *Practitionner*, mai 1889.

IMPRIMERIE LEMALE ET Cie. — HAVRE.

9 782019 285487